(Couverture la couverture)

# LEÇONS

DE

# CLINIQUE CHIRURGICALE

PAR LE Dr H. DURET,
Ex-Chirurgien des hôpitaux de Paris,
Professeur de Clinique chirurgicale,
Membre correspondant de la Société de Chirurgie.

I. Variétés et diagnostic des épanchements sanguins intra-crâniens. — II. Cancers du sein : variétés et origine ; causes des récidives, choix des méthodes opératoires. — III. Cancers des amygdales ; procédés opératoires. — IV. Pathogénie du genu valgum. — V. Equinisme et luxation fémorale par lésions médullaires congénitales ; traitement orthopédique. — VI. Des laparocèles ou hernies latérales de l'abdomen. — VII. Sur un cas d'exstrophie de la vessie traité par la suture marginale. — VIII. Des cystites douloureuses rebelles. — IX. Taille hypogastrique et suture primitive de la vessie. — X. Hystérectomie vaginale pour cancer utérin. — XI. Hystérectomies abdominales pour fibrômes utérins. — XII. Du traitement chirurgical des gros fibrômes utérins. — XIII. Des appendicites et de leur traitement.

LILLE,
[JOURN]AL DES SCIENCES MÉDICALES
56, rue du Port.

PARIS,
A. MALOINE, LIBRAIRE-ÉDITEUR
91, boulevard St-Germain, 91
Près la Faculté de Médecine.

1894.

Td 75
133

# LEÇONS

DE

# CLINIQUE CHIRURGICALE

BIBLIOTHÈQUE NATIONALE RF

PAR LE Dr H. DURET,
Ex-Chirurgien des hôpitaux de Paris,
Professeur de Clinique chirurgicale,
Membre correspondant de la Société de Chirurgie.

LILLE,
JOURNAL DES SCIENCES MÉDICALES
56, rue du Port.

PARIS,
A. MALOINE, LIBRAIRE-ÉDITEUR
91, boulevard St-Germain, 91
Près la Faculté de Médecine.

1894.

Td 75
133

S089010

Les leçons cliniques et mémoires réunis dans ce fascicule, ont été, pour la plupart, publiés dans le *Journal des Sciences médicales de Lille*, pendant les années 1889-1890-1891-1892 et 1893.

Un autre fascicule est paru en 1890 et contient les leçons suivantes :

I. Causes d'irréductibilité dans la luxation de l'épaule. — II. De la résection précoce dans l'ostéomyélite aiguë des adolescents. — III. Etranglement interne causé par le mésentère d'un diverticulum en doigt de gant de l'intestin grêle. — Laparatomie. — IV. Des hernies inguinales congénitales. — Types communs. — Variétés diverses. — V. Pelvi-péritonites et pyo-salpyngites. — VI. Corps fibreux interstitiel situé dans la paroi postérieure de la matrice. — Extraction par les voies naturelles, guérison. — VII. De l'asepsie et de l'antisepsie préalables dans la chirurgie utérine. — VIII. Relations pathologiques de la pelvi-péritonite et de la pyo-salpyngite.

---

# I.

## CAUSES ET DIAGNOSTIC DES ÉPANCHEMENTS SANGUINS INTRA-CRANIENS.

J'ai opéré hier soir, vers six heures, un homme qui avait été victime d'un traumatisme grave du crâne. Il était entré dans mon service le jour précédent, alors que je quittais l'hôpital. Les symptômes qu'il présentait à ce moment ne me conduisirent pas à un diagnostic précis, et d'autre part, un incident m'a détourné de faire à son sujet un acte opératoire aussi complet que le demandait son état. Je regrette ce fâcheux concours de circonstances, qui m'ont peut-être empêché de sauver mon malade.

J'avais diagnostiqué un épanchement sanguin sus-dure-mérien.

Quand on se trouve en présence d'un cas de compression cérébrale par une hémorrhagie, on n'arrive pas toujours à localiser celle-ci d'une manière si précise. Je puis donc dire que j'étais en progrès sur ce qui se fait habituellement en de semblables circonstances. Mais, je dois l'avouer, j'aurais pu et j'aurais du aller plus loin. La marche des symptômes m'indiquait que l'épanchement était progressif, qu'il provenait de l'ouverture d'un large vaisseau, *d'un sinus peut-être*. C'est à cette conclusion que je suis arrivé hier soir dans le silence du cabinet. Il eût fallu, dans l'intérêt de mon malade, que je fusse fixé avant de commencer mon intervention.

Dans un cas analogue, que j'ai rapporté au congrès de chirurgie en 1891, j'avais précisé le siège exact et aussi la source de l'hémorrhagie. J'avais, par une intervention heureuse, fait disparaître les symptômes de compression que présentait mon malade. Ce dernier, qui était devenu *aphasique* par le fait du traumatisme, avait au bout de quelques jours recouvré la parole. Malheureusement il fut emporté, un mois plus tard, par une congestion encéphalique, causée par un léger excès de boisson.

On ne trouve dans les auteurs, sur la question des traumatismes crâniens, que des notions incomplètes. L'étude anatomique en a été poussée assez loin ; mais leur symptomalogie est peu définie. On a bien décrit certains signes, tels que le coma ou la paralysie ; mais on prétend qu'il est difficile de trouver des caractères distinctifs entre les différentes variétés de traumas. On a même avancé que les symptômes des hémorrhagies intra-crâniennes se confondent avec ceux de toute compression cérébrale quelle qu'en soit la cause, et l'on a été jusqu'à dire qu'il est impossible de les distinguer des signes classiques de l'hémorrhagie cérébrale. C'est évidemment là une exagération.

Le malade qui fait l'objet de cette leçon est charretier de son état. Il a été trouvé sans connaissance auprès d'un cheval dans une écurie, et apporté aussitôt à l'hôpital. Ce sont là tous les renseignements que nous avons à son sujet. A son entrée on remarquait sur le côté droit de la tête, à l'union de la région frontale et de la région pariétale, une plaie linéaire longue de 4 à 5 cent. A gauche, correspondant à la région occipito-pariétale, on trouvait une énorme bosse sanguine, plus large que la paume de la main. (Je dis bosse sanguine, parce que le lendemain de l'entrée, on trouvait à cet endroit des signes très manifestes d'ecchymose). Étant donné son siège cette tuméfaction aurait pu passer inaperçue, cachée qu'elle était par les cheveux du malade ; mais, vous le savez, il y a un précepte qu'il ne faut jamais négliger quand on se trouve en présence d'un traumatisme du crâne, c'est de raser le cuir chevelu. C'est ce qui avait été fait dès l'entrée du malade, et cela nous a permis de reconnaître un symptôme qui, vous allez le voir, a dans la matière une importance de premier ordre. Ce qui caractérisait alors l'état de notre malade, c'était une espèce de somnolence, dont on pouvait cependant l'arracher quelque peu. Ainsi, quand on lui adressait la parole, il faisait entendre quelques mots inintelligibles, une sorte de grognement (passez-moi l'expression), qui nous permettait au moins de lui attribuer une *demi-connaissance*. J'ajouterai que l'on observait, dans les membres du côté droit, une paralysie incomplète accompagnée d'un léger degré de contracture et d'un affaiblissement notable de la sensibilité. A la face, il n'y avait aucun signe de paralysie ou d'anesthésie, ni à droite ni à gauche. Les pupilles, bien que paresseuses, répondaient encore aux excitations de la lumière. Pour nous résumer, nous dirons que l'on observait une *hémiparésie droite* et une diminution de l'intelligence.

Ces troubles sont allés en s'accentuant ; le lendemain à la visite du matin la perte de connaissance était complète ; le malade ne paraissait plus entendre les questions qu'on lui posait. L'hémiplégie et l'hémianesthésie droites étaient plus marquées. A la face il y avait peut-être une légère diminution de la motilité à droite, mais la sensibilité était de ce côté parfaitement conservée. Je vous prie d'observer d'autre part, que bien que le malade ne répondît point quand on lui parlait, il n'y avait pas le moindre signe d'aphasie. En effet, les lèvres remuaient continuellement en laissant entendre quelques mots inintelligibles.

*L'intégrité à peu près complète des fonctions de motilité et de sensibilité de la face* et *l'absence d'aphasie* nous conduisaient naturellement à cette conclusion, *que la compression ne s'exerçait pas sur la portion de l'hémisphère qui préside à la mimique, et à la fonction du langage parlé*. D'un autre côté, les troubles observés dans les membres supérieurs et inférieurs droits, nous portaient à admettre que l'épanchement siégeait dans la partie postérieure de l'hémisphère cérébral gauche. Je dois vous dire que, tout en me ralliant à cette dernière hypothèse, je ne suis pas arrivé de primo abord à faire cette distinction bien nette entre les phénomènes de la face et ceux des membres. Voici, en tous cas, comment j'étais arrivé à mon diagnostic.

L'absence d'écoulement sanguin par le nez, les oreilles, la bouche ou le pharynx me faisait éliminer la fracture classique de la base du crâne. Les troubles étaient l'expression symptomatique d'une lésion en foyer. L'hémiplégie indiquait, d'une part, que si les lésions occupaient les deux côtés du crâne (comme d'ailleurs il était rationnel de l'admettre, étant données les blessures du cuir chevelu), elles étaient bien plus *accentuées à gauche*; d'autre part, qu'elles devaient consister essentiellement en *une compression des centres des mouvements des membres supérieurs et inférieurs droits.*

Les symptômes étaient *progressifs* : ils avaient été en s'accentuant *pendant les 24 heures qui avaient suivi notre premier examen du malade*. J'étais donc en droit de supposer que l'agent de compression était *un épanchement sanguin*, déterminé par la rupture d'un vaisseau qui restait ouvert et continuait à donner. Il y a un autre processus pathologique qui est caractérisé par cette marche progressive des symptômes. Je veux parler de la méningo-encéphalite: mais on constate *alors de la fièvre* et cette dernière faisait défaut dans notre cas.

Nous devions donc conclure à un épanchement.

Il nous reste maintenant à préciser dans quelle région du crâne il siégeait. Notez d'abord qu'il n'y avait pas de stertor, qu'il n'existait pas, en d'autres termes, de signes de compression encéphalique totale. L'épanchement était collecté. Il n'occupait point toute la surface d'un hémisphère : la grande cavité arachnoïdienne, par exemple. L'ecchymose du cuir chevelu nous conduisit à cette conclusion *qu'il était situé entre la dure-mère et la boîte crânienne*. Quand, en effet, un épanchement sanguin se produit en cet endroit, le sang filtre, qu'il n'y ait pas ou qu'il y ait fracture du crâne, mais plus rapidement dans ce dernier cas, le sang filtre peu à peu, dis-je, vers la peau, traversant à la fois la voûte crânienne et l'aponévrose. Dans ce cas, la bosse sanguine est toujours en rapport avec l'épanchement. C'est ce qui s'était produit chez notre malade. La bosse sanguine avait considérablement augmenté de volume dans les 24 heures qui suivirent l'accident : donc elle n'était pas le résultat du traumatisme immédiat. Elle occupait la région occipitale : donc elle indiquait un épanchement *comprimant la partie postérieure de l'hémisphère.* Je vous rappelle, d'autre part, qu'il n'y avait pas d'*aphasie*, qu'il n'existait pas, en tous cas, de troubles sensitivo-moteurs du côté de la face, et j'arrive ainsi de déductions en déductions à formuler ce diagnostic : *épanchement sus-dure-mérien progressif occupant la région postérieure de l'hémisphère.*

Je n'aurais pas dû m'en tenir là. Je devais remonter à la source de l'épanchement, et étant donné le siège de ce dernier, la placer au sinus latéral ou à la partie postérieure du sinus longitudinal. On m'objectera peut-être qu'avec une semblable origine, le cervelet aurait dû être comprimé, et que cette compression aurait provoqué des vomissements. A cela je réponds qu'un épanchement comme celui que j'envisage peut exister sans que la tente du cervelet soit traversée, en laissant celui-ci tout à fait intact.

Quoi qu'il en soit, voici en quelques mots l'intervention à laquelle j'ai eu recours.

Je fis au cuir chevelu, au niveau de la région occipito-pariétale, une incision presque circulaire, qui, commençant non loin de la suture sagittale, au niveau du bregma, se dirige en arrière de la bosse pariétale gauche qu'elle laisse dans sa concavité et vient se recourber en avant, pour se terminer à cinq ou six centimètres de son point de départ, à peu près sur la même ligne transversale. Vous le voyez, j'obtiens ainsi un volet de la largeur d'à peu près la paume de la main, à extrémité postérieure libre, et dont la partie antérieure reste adhérente.

J'incise à fond, jusqu'au périoste que je sectionne. Puis

avec le ciseau de Mac Ewen et le marteau de gayac, j'attaque l'os sur le parcours de mon incision. J'obtiens ainsi une large rondelle osseuse qui ne tient plus que par son extrémité antérieure. Un mouvement de bascule du ciseau de Mac Ewen fracture cette dernière que je rabats en avant, en même temps que le cuir chevelu qui lui est attaché. La dure-mère se trouve ainsi découverte, et dans la région postérieure du champ qu'elle présente à nos yeux, je découvre un caillot. J'acquiers bientôt la conviction que ce dernier n'est visible que par sa partie antérieure. La rondelle d'os enlevé siège un peu trop en avant, le centre du caillot occupe le fond de la bosse occipitale. Je puis, néanmoins, avec une curette, pénétrer dans cette dernière que je commence à déblayer des caillots sanguins. Mais je m'aperçois bientôt, qu'au fur et à mesure que j'avance, le sang est moins noir et plus liquide : je me trouve, en d'autres termes, en face d'une hémorrhagie. Le sang paraissant venir de la partie postérieure et supérieure de la plaie, je crois qu'il a sa source dans une grosse veine du sinus longitudinal, bien qu'il ne me soit pas donné de la reconnaître. J'ai, d'autre part, la conviction de n'avoir pas blessé le sinus lui-même, dont je me trouve à une certaine distance.

Quant au sinus latéral il ne peut être incriminé, l'hémorrhagie ne paraissant pas venir de ce côté. Je tamponne avec un morceau d'amadou antiseptique le point d'où le sang paraît sortir. Après avoir nettoyé par des lavages et des injections multiples la cavité qui contenait le caillot, je referme le crâne et je fais les sutures superficielles, un drain étant placé par une échancrure spéciale de l'os, dans le crâne.

Vous le voyez, Messieurs, mon intervention n'a pas été assez complète. J'aurais dû préciser davantage le point d'où partait le sang et lier le vaisseau perforé (1). Mon malade a continué à

---

(1) L'autopsie a démontré plus tard que la ligature eût été impossible, puisque la source de l'hémorrhagie était une grosse veine diploïque de l'occipital.

Le seul moyen d'hémostase était le tamponnement méthodique de la fissure osseuse.

perdre son sang pendant toute la nuit, et a succombé le matin vers 5 heures.

Les traumatismes cérébraux n'ont été étudiés que dans ces dernières années. J'ai publié, dans ma thèse inaugurale (1878), le résultat de mes expériences sur les animaux. Je vous rappelle notamment qu'il m'a été donné de découvrir, que le stertor était un signe de compression bulbaire, s'exerçant dans le cas d'épanchement intracrânien, par l'intermédiaire du liquide céphalo-rachidien. Je suis, en effet, parvenu à faire naître ce symptôme en exerçant une compression cérébrale par des injections intracrâniennes de cire et de paraffine, et d'autre part à le faire disparaître, une fois produit, par la ponction de la membrane de Morgagni au niveau du plancher du 4e ventricule qui laissait un libre écoulement au liquide en question.

En 1881, Gérard Marchand a, dans sa thèse, étudié d'une manière remarquable, les effets des épanchements sanguins consécutifs au traumatisme. Au Congrès de chirurgie de 1891 j'ai présenté un cas d'épanchement intra-crânien, qui se distinguait de ceux publiés par cet auteur. Je vais essayer, en rapprochant des données classiques le cas dont vous êtes aujourd'hui les témoins, de vous offrir quelques *types cliniques* de compression *cérébrale* par les épanchements sus-dure-mériens.

Les hémorrhagies intracrâniennes, au point de vue de leur siège, se divisent en quatre grands groupes. Elles peuvent se produire : 1° entre les os du crâne et la dure-mère : 2° dans la cavité arachnoïdienne ; 3° sous la pie-mère ; 4° enfin, dans l'épaisseur de la substance cérébrale.

Il y a, en d'autres termes, des épanchements :

1° Sus-duremériens ;
2° Intra-arachnoïdiens ;
3° Sous-arachnoïdiens ;
4° Intra-cérébraux.

I. — Les premiers se produisent dans certaines régions déterminées, dans les points où le crâne et la dure-mère sont peu adhérents l'un à l'autre, dans les zones *décollables*, comme on dit, à savoir : les fosses cérébrales antérieures, moyennes et postérieures.

1° Ils ont, la plupart du temps, pour origine *l'artère méningée moyenne* ou l'une de ses branches. Leur traitement le plus rationnel doit toujours viser la ligature du vaisseau déchiré. 2° Mais les *sinus veineux* du crâne peuvent, bien que plus rarement, être aussi incriminés ; et dans ce cas il ne faut pas craindre de les lier, malgré les difficultés d'une pareille intervention. 3° Enfin une *veine du diploé* peut se trouver ouverte par une fracture du crâne, et le chirurgien doit, pour la fermer, recourir à des procédés spéciaux.

Quelle que soit leur source, ces épanchements décollent la dure-mère sur une étendue quelquefois considérable. Ils forment sous la voûte crânienne une sorte de gâteau de 7 à 8 centimètres de diamètre, d'une épaisseur de 4 à 5 centimètres, dont la face profonde bombe du côté de l'hémisphère cérébral, qui se trouve fortement déprimé. On a figuré dans les ouvrages classiques un schéma que je vous représente au tableau, et qui montre assez bien la manière dont les épanchements se comportent vis à vis des organes, avec lesquels ils se trouvent en rapport.

On en a vu qui étaient formés par 200 et même par 300 gr. de sang. Le caillot adhère presque toujours à la dure-mère : cette dernière, en effet, séparée de la voûte crânienne, se hérisse de villosités sur lesquelles se fixe intimement la fibrine du sang. Il aplatit et anémie les circonvolutions cérébrales, et déforme les ventricules, comme vous pouvez vous en rendre compte sur la figure.

Souvent assez ferme, comme gélatineux, le caillot, s'il est ancien, par suite d'un commencement d'organisation, peut avoir un aspect feuilleté. Il offre souvent une région spéciale plus fluide, plus cruorique.

Cette partie plus molle, indique le siège de la source hémorrhagique, et le lieu où doit être faite la ligature.

II. — Il existe une deuxième classe d'épanchements : ceux dans lesquels le sang, au lieu de se collecter entre la dure-mère et les os du crâne, envahit la cavité arachnoïdienne, et s'étend à la surface des hémisphères. Cela se produit quand un vaisseau, tel qu'un sinus ou l'artère méningée moyenne, sont déchirés dans une région où la dure-mère est adhérente à l'os. L'artère méningée est alors ordinairement ouverte par un traumatisme l'atteignant au niveau de la base du crâne, à sa sortie du trou petit rond. On n'est pas désarmé, cependant, vis-à-vis d'un tel accident : on peut pratiquer la ligature de la carotide externe d'où naît la méningée : le succès a, dans quelques cas, couronné cette intervention hardie.

Je ne vous parle que pour mémoire des épanchements sous-arachnoïdiens infiltrés sous la pie-mère et des foyers intra-cérébraux. Ces deux types sont souvent réalisés en dehors du traumatisme, et leurs symptômes sont assez connus.

Il importe surtout de distinguer les deux premières variétés.

Dans un cas comme dans l'autre, on observe des signes de compression cérébrale, mais elle est bien plus intense dans le cas d'épanchement sus-duremérien. Quand le sang occupe la cavité arachnoïdienne, il détermine des signes moins accusés, mais plus étendus, plus diffus, et il fait naître rapidement de la méningo-encéphalite. L'épanchement sus-duremérien, lui, se caractérise par des symptômes *à localisation précise*, et s'accompagne presque toujours d'une *ecchymose du cuir chevelu*, qui occupe soit la région temporale, soit la région mastoïdienne, soit la région occipitale et la nuque, comme dans notre *observation*.

Les épanchements sanguins sus-duremériens forment des groupes spéciaux à symptômes cliniques distincts, selon leur siège :

1° Dans un premier groupe d'épanchements bien étudié par Gérard-Marchant, S. Duplay et d'autres auteurs, il y a du stertor, de l'hémiplégie, et une ecchymose dans la région mastoïdienne (*Hémiplégie par compression avec ou sans aphasie*).

La partie du cerveau intéressée dans son fonctionnement par le caillot hémorrhagique est, surtout, la zone motrice des membres, la partie moyenne et supérieure des deux circonvolutions verticales des hémisphères (frontale et pariétale ascendantes);

2° Le deuxième groupe est caractérisé par l'*aphasie*, sans troubles intellectuels, quelquefois par de la paralysie faciale, et une ecchymose dans la région temporale antérieure. La troisième circonvolution temporale, ou centre du langage est comprimée, ainsi que la partie postérieure de la deuxième. Ce type existait dans notre observation communiquée au Congrès de Chirurgie en 1891.

3° Enfin, dans le troisième groupe, dans lequel rentre notre cas, les parties cérébrales comprimées sont les extrémités postérieures de l'hémisphère : les troubles moteurs sont peu accentués ; il existe de l'hémiparésie plutôt que de l'hémiplégie, de l'hémianesthésie, et les centres moteurs du langage et de la face sont épargnés. On sait que les régions postérieures correspondent à la *zone latente* des hémisphères. L'ecchymose crânienne occupe la région sous-occipitale et la nuque.

4° Des vomissements incessants, de l'incoordination et de l'ataxie intellectuelle et motrice, permettent de supposer que le cervelet a été quelque peu inondé par l'évasement sanguin.

Notons, en terminant, ce fait important au point de vue de l'intervention chirurgicale, que la *source de l'hémorrhagie est en rapport avec la situation topographique de l'épanchement* : la déchirure de la méningée, à son origine et sa sortie du trou grand rond, répond aux épanchements antérieurs, (*avec aphasie*). — Dans les épanchements moyens (*avec hémiplégie caractérisée*), la plaie artérielle intéresse les branches de la méningée dans la région temporo-pariétale moyenne. — Les branches postérieures ou le sinus latéral sont surtout intéressés dans les épanchements postérieurs.

On comprend tout le prix de ces indications cliniques, pour le chirurgien qui se dispose à ouvrir le crâne, à évacuer le sang et à lier le vaisseau blessé (1).

L'autopsie a démontré que, chez notre malade, la source de l'hémorrhagie était dans les veines du diploë, déchirées par une large fêlure de l'occipital, dont on trouvera l'intéressante description dans l'observation rapportée par mon interne M. Moissy, à la Société Anatomo-clinique (2).

---

(1) Voir la thèse de notre élève, le Dr Lelandais, sur le diagnostic des épanchements intra-crâniens. Paris, 1892.

(2) Observation reproduite dans la thèse de Lelandais, avec figures, page 97.

Voici le résumé des lésions :

Vaste épanchement sous le cuir chevelu, occupant toute la calotte postérieure, surtout à gauche.

Enfoncement avec fracture comminutive de la partie postéro-supérieure du pariétal droit, et large fissure traversant toute la partie postérieure du crâne jusqu'au trou ovale gauche.

Hématôme sus-dure-mérien occupant la fosse temporale gauche principalement et comprimant une partie de la région rolandique, et toute la partie de l'hémisphère gauche située en arrière.

Contusion, par contre-coup, du lobe temporal gauche.

La source de l'hémorrhagie résidait dans une *grosse veine diploïque*, qui traversait obliquement le tissu de l'occipital, au niveau de la fissure osseuse, dont les bords sont en ce point précisément très écartés l'un de l'autre. Les auteurs représentent dans cette partie de l'occipital d'énormes canaux veineux, sous le nom de veines diploïques de l'occipital.

# II.

## DU CANCER DU SEIN

### I.

### VARIÉTÉS ET ORIGINES.

Messieurs,

Nous allons opérer, ce matin, une malade atteinte d'un cancer au sein, d'un caractère spécial.

La variété soumise à notre examen, est le *cancer central, pénétrant, du sein*. Le mamelon est rétracté dans une fossette, d'où rayonnent un certain nombre de tractus saillants.

En le palpant, on trouve qu'il repose sur une base indurée et on y constate la réunion ou soudure de tous les canaux galactophores, dans une gangue commune. Sur une coupe sagittale, on verrait une masse blanc-grisâtre ayant la forme d'une pyramide à base thoracique et à sommet situé dans le mamelon. C'est ce qui m'a fait donner à cette affection le nom cité plus haut.

Pour terminer l'histoire de notre malade, disons que le mamelon n'est pas ulcéré, qu'il existe des adhérences profondes, et quelques ganglions dans l'aisselle.

Je veux maintenant vous faire l'historique du cancer du sein. Il faut remonter à Velpeau. Les dénominations, données par cet auteur, persistent, dans une certaine mesure, parce qu'elles ont un sens clinique ; et que ce caractère a le pas sur les recherches microscopiques.

Velpeau et les auteurs de l'époque distinguaient : 1° Les

cancers durs ou squirrhes ; 2° Les cancers encéphaloïdes ou mous.

I. — Dans le cancer dur, on avait d'abord le *squirrhe ligneux*, essentiellement composé de tractus fibreux sans beaucoup de suc cancéreux ; en second lieu, le *squirrhe lardacé*, présentant une disposition à peu près égale de tissu fibreux et de tissu cancéreux.

Cliniquement, le cancer ligneux comprend : *a*) le *squirrhe globuleux* ou en masse, dans lequel le sein durci est comparable à un hémisphère d'ivoire ; *b*) le *squirrhe atrophique* présentant un noyau dur, entouré de tractus fibreux, déprimant la glande mammaire.

Ces deux variétés s'observent plutôt chez les femmes âgées, et ont une évolution lente : d'où la règle des anciens chirurgiens de ne pas toucher à la tumeur. Elle a aujourd'hui, en raison des progrès de l'antisepsie, perdu de son caractère absolu.

*c*) Comme dernière variété, il y a aussi le *squirrhe en cuirasse*, débutant par la glande mammaire, envahissant rapidement tout le sein, puis la peau et la région présternale, recouvrant l'autre sein et même la paroi abdominale.

On constate, çà et là, à la surface, la présence de petits noyaux néoplasiques, qui occupent *la peau*, suivant le trajet des lymphatiques, (véritables graines de cancer). J'ai connu une jeune fille de 28 ans, qu'on avait dissuadée d'une opération, dont le thorax tout entier était revêtu d'une cuirasse de ce genre, où il était resserré comme dans un étau. Elle succomba après d'atroces douleurs.

II. — L'*encéphaloïde* est *un cancer mou*. Il se présente sous forme d'une masse molle, volumineuse, en tête de brioche surajoutée au sein, à marche rapide, envahissant la peau, la déprimant en différents points par des adhérences, et lui donnant cet aspect particulier qu'on a désigné sous le nom de *peau d'orange*. Peu à peu le tégument pâlit, s'arborise, puis s'ulcère, mais les bords de l'ulcération sont comme usés et végétants.

La tumeur peut progresser vers les parties profondes, gagner les espaces intercostaux, les côtes, la plèvre, et donner lieu à une pleurésie cancéreuse ; par la voie des lymphatiques, elle infecte les ganglions dans l'aisselle, et dans les creux sus et sous-claviculaires.

En dernier lieu, il se fait une généralisation du néoplasme. La colonne vertébrale est souvent envahie ; on voit survenir parfois une paraplégie, avec douleurs atroces sur le trajet des intercostaux et des sciatiques, (*paraplégie douloureuse des cancéreux*).

Dans ces circonstances, les corps vertébraux s'effondrent et écrasent les nerfs rachidiens ; ou les gaines lamelleuses de ceux-ci sont pénétrées, et les tubes nerveux comprimés par la substance néoplasique.

Telle est la synthèse des notions, que l'on possédait naguère, sur l'importante question du cancer du sein : c'est ce qu'on pourrait appeler *la phase ancienne.*

Avec Malassez, professeur au Collège de France, et Deffaux (thèse de Paris), survint la seconde phase : *phase de l'épithéliome* ou tumeur épithéliale, et *du carcinome*, ou tumeur constituée par des alvéoles renfermant des cellules multiformes, atypiques.

Le carcinome n'est qu'une *transformation de l'épithéliome.* Pour distinguer ces deux variétés, Malassez s'appuie sur les faits suivants : dans les petits épithéliomes, entre autres l'épithéliome alvéolaire ou canaliculaire de Waldeyer, on trouve d'abord un petit nodule ou cylindre, correspondant à un canal galactophore, à surface extérieure encore libre et mobile.

Au microscope, on constate alors que les acini sont devenus plus gros, et que leurs cellules, plus volumineuses, laissent à peine une petite lumière : ce sont des cellules épithéliales cylindriques typiques qui les comblent.

Bientôt ces cellules perdent leurs caractères, deviennent

cubiques, polygonales, distendent et déforment les acini et les canalicules galactophores ; elles déchirent et traversent leur membrane anhiste, et se répandent dans les lacunes lymphatiques, et dans les espaces conjonctifs voisins. Là, elles deviennent atypiques, multiformes, et dilatent ces espaces en tous sens, de manière à constituer en définitive des alvéoles cancéreuses. Ainsi, l'épithéliome ne serait que le premier degré du carcinome. Le cancer du sein serait constitué par deux variétés histologiques : l'*épithéliome typique*, et l'*épithéliome atypique* ou *carcinome proprement dit*.

Bien que les investigations des micrographes nous montrent justement l'identité de la nature des cancers du sein, nous croyons utile de conserver, au moins provisoirement, certaines *divisions ou distinctions cliniques*.

Au point de vue de la pratique chirurgicale, nous admettrons, comme nécessaires, trois formes principales ou variétés de cancers du sein : 1° le cancer lobulaire ou lobaire ; 2° le cancer central ou des gros canaux galactophores ; 3° le cancer total.

Dans ces trois cas, la disposition topographique de la tumeur est différente.

Dans le *cancer lobulaire*, un des lobules du sein est seul envahi par la néoplasie : petite tumeur, dure, bosselée, ayant le volume d'une noisette ou d'une noix, relativement mobile, située à la périphérie de la glande ou à certaine distance du centre, et simulant assez bien ce qu'on désignait autrefois sous le nom d'adénome, si ce n'est *la dureté ;* quelquefois elle se continue comme par un pédicule ou cordon plein, qu'on peut suivre un peu, et qui n'est autre que le canal galactophore correspondant, envahi par les cellules épithéliales (épithéliome canaliculaire de Waldeyer). Plusieurs lobules contigus envahis simultanément ou par propagation constituent le *cancer lobaire*. La tumeur est plus grosse, plus diffuse, plus difficilement isolable par le palper à sa périphérie ; car la gangue cancéreuse a soudé, en une seule masse, plusieurs lobules : à la surface, la peau devient adhérente par de fins tractus cancéreux et présente, quand on essaye de la plisser, de petites dépressions qui la font comparer *à de la peau d'orange*. A cette période, souvent il y a des adhérences profondes, à l'aponévrose, au muscle pectoral, et envahissement de quelques ganglions du creux axillaire.

Le *cancer central* ou *pénétrant* est celui que présente notre malade. Il siège dans les gros canaux galactophores du centre de la glande, qui convergent vers le mamelon.

Dans le *cancer total*, toute la glande est envahie et forme une masse néoplasique unique.

Sans m'étendre sur l'étiologie ancienne, âge, hérédité, traumatisme, (je dirai que je ne rejette pas tout à fait cette dernière cause), j'arrive maintenant à une forme spéciale de cancer : le cancer d'*origine parasitaire*.

Dans cette variété de tumeur, on a cherché et trouvé des parasites Les premières recherches en ce sens ont été faites en 1874, dans la maladie de Paget, caractérisée d'abord par de l'eczéma rebelle, puis par la rétraction du mamelon.

Deux auteurs américains, Tinn et Butlin, reprirent cette étude, et établirent l'existence d'une dermatite papillaire maligne, donnant naissance à un cancer du sein par propagation des lésions aux canaux galactophores et aux acini.

D'autres auteurs ont prétendu que l'affection cutanée n'était qu'un symptôme du cancer du sein.

Tout récemment (1889), de nouvelles recherches ont été entreprises par Darier, chef du laboratoire de clinique à l'Hôpital St-Louis, puis par Malassez, Wickham etc.

Darier a démontré qu'il existait, dans la peau du sein cancéreux, un parasite dont la prolifération donnait naissance au cancer. C'est *une coccidie, un psorosperme*. On trouve une cellule volumineuse, dont le milieu est occupé par un noyau, très considérable, renfermant des granulations. Tout autour se trouve *une capsule* très apparente. Balbiani confirma les idées de Darier sur la nature et l'espèce du parasite observé.

Il est démontré, aujourd'hui, qu'on trouve des coccidies dans les croûtes impétigineuses du mamelon.

Ces coccidies se développent en grand nombre dans le réseau de Malpighi, au voisinage des plaques d'eczéma. Sous l'influence de cet état parasitaire, les croûtes tombent et on observe des ulcérations. Ainsi est constituée une dermatite papillaire, qui dure souvent plusieurs années. Plus tard, un ou deux canaux galactophores sont envahis, deviennent durs. On y retrouve les cellules épithéliales renfermant aussi des *coccidies*, ainsi que dans les lobules et les acini correspondants.

Celles-ci, ayant pénétré par les canaux, irritent les cellules, et donnent naissance au cancer.

L'eczéma est curable, et quand on le guérit, on prévient le cancer.

C'est à Wickham que revient l'honneur de la démonstration positive de cause à effet, entre l'eczéma psorospermique et l'épithélioma. Il a trouvé les psorospermes dans l'eczéma, et dans les masses cancéreuses.

Il s'est fait des inoculations personnelles de ces parasites ; il en a fait aussi aux animaux, mais sans succès. Mais il a pu isoler et cultiver, dans le sable humide, le psorosperme (1889-1890).

On a trouvé des psorospermes dans certaines autres tumeurs, surtout dans les tumeurs des mâchoires. Chez le cheval et chez l'homme, il existe une maladie, *l'actinomycose*, constituée par des tumeurs dues précisément à un parasite, comme dans le cancer du sein, *l'actinomycète*.

Ces recherches positives, expliquent la tendance des histologistes contemporains, à regarder le cancer comme une maladie d'origine parasitaire.

On connaît certainement, aujourd'hui, deux variétés de parasites, capables d'engendrer deux tumeurs de nature cancéreuse : le *psorosperme* et *l'actynomicète*.

## II.

### DES CAUSES DE RÉCIDIVE DU CANCER DU SEIN, ET DE LA MÉTHODE OPÉRATOIRE QU'IL CONVIENT D'EMPLOYER.

Je vous ai parlé, dans ma dernière leçon clinique, des théories nouvelles, sur les conditions étiologiques du cancer et, en particulier, de cette curieuse maladie de Paget, où les psorospermes paraissent jouer un rôle prépondérant. Ces faits n'ont pas seulement un intérêt scientifique; Wickham cite une observation où il a pu, dans un eczéma parasitaire du mamelon, empêcher le développement consécutif du cancer, par des applications répétées de sublimé.

Je vais vous entretenir, aujourd'hui, d'une question qui a un intérêt plus grand encore : *les causes de récidive du cancer du sein*, et *le manuel opératoire qu'il convient de suivre*, pour les éviter. D'après les statistiques allemandes, la récidive se produit presque toujours rapidement, et ce n'est que dans 17 % des cas qu'elle se fait attendre 2 ou 3 ans. C'est la fréquence des récidives rapides qui a engagé, depuis quelques années, les chirurgiens à extirper largement le mal, en pratiquant l'ablation complète de la mamelle; et, à aller à la recherche des ganglions de l'aisselle pour les enlever en totalité. Depuis 5 ou 6 ans, je ne fais plus une seule opération de cancer du sein sans ouvrir largement le creux de l'aisselle, même quand la palpation ne m'y a rien fait percevoir: dans un seul cas, je n'ai trouvé aucun ganglion suspect; souvent, au contraire, j'ai été conduit à aller en chercher jusque dans le creux sus-claviculaire. Un de mes élèves, M. Thomas, a fait sur ce sujet sa thèse inaugurale(1). Cette nouvelle méthode m'a donné d'excellent résultats; et je pourrais citer 5 ou 6 cas de cancers, dont deux au moins gros comme les deux poings, qui n'ont pas récidivé depuis plus de 6 à 7 ans.

De quelle façon le cancer du sein récidive-t-il? — Un chirur-

(1) Thomas. Du curage de l'aisselle dans le cancer du sein. Th. Paris, 1885.

gien allemand, Heidenhain, a fait, à ce sujet, d'intéressantes recherches. Pendant plusieurs années, il a recueilli tous les cancers du sein qu'il a eu l'occasion d'opérer : il les a divisés en petits cubes de la superficie à la profondeur : il a pu ainsi pratiquer l'examen histologique séparé des portions de la tumeur voisine de la peau, et de celles qui confinent au grand pectoral. Pour ces dernières, la difficulté était grande, à cause des lobules aberrants de la glande mammaire, qui vont quelquefois jusqu'au creux de l'aisselle, dans les interstices des fibres du grand pectoral, ou se mélangent, chez les personnes obèses, à la couche de tissu graisseux, qui recouvre immédiatement le grand pectoral. Heidenhain a pu néanmoins se rendre compte, qu'en certains points de la peau ou des parties profondes, le bistouri avait porté en pleines traînées cancéreuses, et que c'est en ces points que se faisait la récidive.

Avant d'aller plus loin, il me faut faire appel à vos souvenirs sur la question des lymphatiques du sein. Sappey en décrit deux couches : l'une sous-cutanée, périaréolaire d'où se détachent deux ou trois gros troncs, qui vont se jeter dans les ganglions superficiels antérieurs de l'aisselle ; l'autre, profonde, dont les vaisseaux cheminent entre les lobules, pour venir aboutir au réseau périaréolaire, et se déverser dans les ganglions de l'aisselle par l'intermédiaire des deux troncs signalés précédemment. Ingelrans, dans ces dernières années, a complété l'étude des lymphatiques de la mamelle ; il a reconnu l'existence de vaisseaux qui partent de la face profonde de la glande, perforent le grand pectoral, cheminent à sa face postérieure, et vont se jeter dans les ganglions profonds du creux axillaire. On verra donc le cancer se propager tantôt vers ces lymphatiques profonds, tantôt vers les lymphatiques sous-cutanés.

Pour éviter de laisser les lobules aberrants de la glande, qui pourraient être envahis par le néoplasme, il est de règle d'enlever l'aponévrose du grand pectoral. A plus forte raison est-ce nécessaire, quand la tumeur présente des adhérences à sa partie profonde avec le muscle. Pour les reconnaître, on saisit la glande mammaire, et on cherche à la mobiliser en tous sens; mais il faut, au préalable, mettre en contraction le grand pectoral; pour cela je saisis, du côté de la tumeur, le coude de la malade, et je l'engage, tandis que je lui oppose une certaine résistance à s'efforcer de repousser ma main, avec le membre supérieur. Les adhérences sont quelquefois considérables; j'ai dû plusieurs fois réséquer une grande partie du grand pectoral.

Il ne suffit pas, d'après Heidenhain, d'enlever l'aponévrose musculaire; alors même que l'examen clinique ne donne pas la notion d'adhérences, le cancer suit souvent les lymphatiques profonds d'Ingolrans, et pénètre, avec eux, dans les interstices musculaires; d'où le conseil de sculpter dans le muscle, quand il est envahi. Heidenhain a même, plusieurs fois, enlevé le grand pectoral dans sa totalité, en le coupant au niveau de ses attaches sternales, claviculaires et humérales, sans qu'il y ait eu consécutivement une grande gêne dans les mouvements du bras.

Je résume les causes de la récidive locale dans les cancers du sein : 1° la peau quand on ne l'a pas enlevée assez largement; 2° les lobules aberrants de la glande; 3° les vaisseaux lymphatiques qui s'infiltrent dans le grand pectoral. La récidive, au niveau des ganglions axillaires est relativement plus rare, quand le curage de l'aisselle a été pratiqué avec beaucoup de soin.

Comment faut-il opérer un cancer du sein? C'est sur les différents faits, énoncés plus haut, que nous baserons les détails de notre intervention. Pour enlever largement la peau, je fais une incision elliptique comprenant toujours la région cutanée suspecte, le mamelon et son aréole, ainsi que le trajet probable des deux gros troncs lymphatiques, décrits par Sappey. De l'extrémité externe de cette ellipse, qui atteint l'angle antéro-interne de l'aisselle, je fais partir une incision, (la queue de la raquette), parallèle au bord inférieur du grand pectoral, qu'elle suit à deux travers de doigt de distance, jusqu'à son insertion humérale. Je dissèque successivement les deux lèvres de l'ellipse, me rapprochant de la peau, et ne m'arrêtant que bien au-delà de la circonférence du sein, au niveau des fibres musculaires. Je dédole alors, comme dans une dissection d'amphithéâtre, l'aponévrose du grand pectoral, parallèlement aux fibres. On voit parfois, sur certains points, des vaisseaux pénétrer dans le grand pectoral; à leur niveau on taille dans le muscle, et l'on applique des pinces à forci-pressure, car ces petites artères donnent beaucoup de sang : *les lymphatiques profonds, susceptibles de propager le cancer, sont leurs satellites.* Quand la face profonde de la mamelle est détachée complètement, on bascule toute la glande vers le creux de l'aisselle, où elle adhère, par une queue de tissu assez large, qui renferme les gros troncs collecteurs, sur lesquels j'ai déjà plusieurs fois attiré votre attention. Abandonnant à peu près complètement le bistouri, on opère de douces tractions sur cette traînée de tissu cellulaire; et on arrive à attirer, en même temps qu'elle, les ganglions, qui sont cachés par le bord antérieur du grand pectoral. On les dégage en partie avec les doigts, en partie avec les ciseaux ou le bistouri; mais il faut ici user de prudence à cause de la présence de la veine axillaire : j'ai pu toutefois, dans 2 ou 3 cas, la réséquer sans qu'il soit survenu d'accidents. La tumeur étant enlevée, il faut examiner avec soin le creux de l'aisselle, et enlever les ganglions, qui pourraient y être encore restés.

La réunion des deux lèvres de l'ellipse est ordinairement assez facile, mais il est indispensable d'assurer un drainage sérieux. Pour cela, je fais une première incision dans le fond du cul-de-sac inférieur de l'ellipse; j'en fais une deuxième à travers le grand dorsal, un peu en dehors de l'angle inférieur de l'omoplate; le drain, qui y passe, assure l'écoulement, quand la malade est dans le décubitus, des liquides qui pourraient s'accumuler dans la partie inférieure du creux de l'aisselle. Enfin, je place un troisième et dernier drain dans l'angle interne de ma plaie. Il ne reste plus alors qu'à faire les sutures cutanées au crin de Florence, et le pansement.

Convient-il, dans tous les cas de cancer du sein, de pratiquer l'*ablation totale* de la glande ? Fréquemment, ce large sacrifice est nécessaire et constitue, joint au curage de l'aisselle, le sûr moyen d'éviter la récidive. Certains auteurs pensent que le cancer est une maladie générale de la glande, et qu'elle réside en puissance dans tous les départements du tissu glandulaire. C'est une opinion un peu exagérée.

J'ai quelquefois, depuis plusieurs années, et, sans *retour du mal,* fait des *extirpations partielles* ou *segmentaires*, mais, *uniquement*, dans les variétés de cancers limités, que j'ai désignés sous le nom de cancers *lobulaires* ou *lobaires.* Il faut toujours, concurremment, ouvrir l'aisselle et l'évider des ganglions suspects.

Dans ces circonstances, l'opération consiste à tailler à travers la peau et en plein dans le tissu glandulaire, au moins à deux centimètres de la masse néoplasique, un segment comprenant celle-ci, et une zone importante de tissus sains. La partie enlevée a la forme d'un prisme à cinq pans, dont les faces correspondent en avant à la peau, en dedans et en dehors aux régions voisines de la glande, et enfin, à la face profonde du grand pectoral ; la base est à la périphérie ; le sommet s'avance jusqu'à la base du mamelon ; de la sorte, les canaux galactophores émergeant des lobules extirpés, sont enlevés en même temps qu'eux. On ferme la cavité, qui résulte de l'ablation, par des sutures profondes au catgut, qui rapprochent les parties séparées de la glande, en même temps qu'elles traversent les parties profondes du muscle pectoral. Des sutures superficielles au crin de Florence unissent les bords de la peau, de la périphérie du sein, au mamelon. On obtient ainsi un globe mammaire plus petit et plus saillant, mais sauvegardant suffisamment les apparences extérieures, ce qui n'est pas à dédaigner chez les jeunes femmes.

Ces extirpations partielles exigent une antisepsie plus rigoureuse peut-être, et un soin plus minutieux dans l'affrontement des parties, que les extirpations totales : car, dans les premières, on ouvre largement les espaces lymphatiques, les canaux galactophores, et on s'expose ainsi à des accidents de rétention. Un drainage judicieux les prévient aisément.

Gardez-vous, Messieurs, si vous faites des extirpations partielles, d'employer les anciennes méthodes, qui consistaient à saisir, avec une pince de Museux, la tumeur, et de couper, au hasard, tout autour, après l'avoir simplement soulevée. Cela est rapide ; mais que de fois n'ai-je pas vu la récidive à bref délai ! Soyez méthodiques, et enlevez, avec précision, un *segment* suffisant de l'hémisphère glandulaire.

---

# III.

## CANCERS DES AMYGDALES. — PROCÉDÉS OPÉRATOIRES

La fréquence du cancer des amygdales n'est pas très grande. Cependant, dans un excellent mémoire publié en 1886, dans la *Revue de Chirurgie*, le Dr Castex a pu en réunir 35 cas, depuis la thèse de Passaquay (1873).

Nous avons eu l'occasion d'intervenir chirurgicalement trois fois, dans ces derniers temps, pour des tumeurs de cette nature. Nos observations se prêtent à quelques considérations importantes au point de vue clinique, et surtout opératoire, qui seront une sorte de contribution à cette étude pathologique.

Le sujet n'est pas d'ailleurs sans intérêt ; car beaucoup considèrent encore les tumeurs des amygdales, comme n'étant pas d'un abord facile pour le chirurgien. L'ablation en est réputée hardie, dangereuse. Nos opérations démontrent qu'on peut s'en tirer heureusement. Les deux procédés, que nous avons employés, contiennent d'ailleurs quelques modifications utiles à connaître.

### I. — Considérations cliniques.

Les débuts de l'épithélioma amygdalien, forme de beaucoup la plus fréquente des cancers, sont insidieux ; la tumeur reste longtemps méconnue, si l'on n'est pas prévenu. Or, il importe grandement, pour obtenir un succès durable, d'opérer aussitôt que possible, dès que le diagnostic est établi.

Castex distingue trois modes principaux dans les manifestations, qui doivent appeler l'attention du chirurgien vers le fond de l'arrière-gorge, et qui lui permettent un diagnostic précoce :

1° Une douleur persistante dans l'arrière-gorge, vers l'une ou l'autre amygdale, avec gêne de la déglutition (*forme pharyngienne de début*) ;

2° Une otalgie, souvent très pénible, dont on ne trouve pas l'explication dans une altération des organes auditifs (*forme auriculaire*) ;

3° Un engorgement ganglionnaire situé aux environs de l'angle de la mâchoire, pour lequel le malade demande l'avis du médecin, sans se plaindre en rien de l'état de son pharynx (*forme ganglionnaire*).

Chez l'un de nos malades, le début a été celui d'une *angine*, à l'occasion de laquelle il fut examiné par un collègue très compétent, qui reconnut un épithélioma. Un autre vint nous consulter pour un *engorgement ganglionnaire* du cou, dont nous découvrîmes la cause dans l'ulcère amygdalien ; le patient ne se croyait pas gravement atteint de ce côté. Enfin, la malade, qui est l'objet de notre première observation, depuis trois mois, sentait qu'elle avait quelque chose dans la gorge ; elle croyait qu'il y existait un *corps étranger*, et éprouvait une *sécheresse* assez prononcée, qui l'obligeait à de fréquents mouvements de déglutition. Deux mois auparavant, elle constata l'existence d'une petite glande dure derrière l'angle de la mâchoire, en même temps qu'apparurent par intermittence des élancements douloureux dans l'oreille du côté correspondant.

Les élancements douloureux de l'oreille dans le cancer de l'amygdale, s'expliquent par les rapports des rameaux nerveux qui s'irradient dans cette glande. Ce sont, pour la plupart, des filets qui viennent du glosso-pharyngien ; quelques-uns ont leur origine dans le pneumo-gastrique. Le *plexus tonsillaire*, décrit par Andersch, est formé de rameaux afférents qui lui viennent de ces deux nerfs. De même que dans une névralgie dentaire, on voit les irradiations douloureuses s'étendre à toutes les branches du trijumeau, de même les douleurs de l'amygdale diffusent jusqu'au pneumo-gastrique et à sa branche auriculaire, au nerf glosso-pharyngien et à sa branche de Jacobson, qui se distribue à l'oreille moyenne. Il existe aussi des filets anastomotiques qui viennent des branches du plexus cervical, et de l'auriculo-temporal du trijumeau. — Pour des causes analogues, les douleurs d'oreilles s'observent dans les ulcérations de la langue, et même du larynx.

A la période d'état, l'épithélioma de l'amygdale se présente sous les formes *cavitaire, fissurique* ou *polypeuse.*

Dans la première, le centre de la glande est creusé en *capsule,* d'après Castex ; les bords en sont surélevés, durs et végétants. Peu à peu la glande est détruite par les progrès de l'ulcération, qui envahit bientôt les parties voisines, principalement le pilier antérieur du voile du palais. — Chez la malade de l'observation I, « la loge amygdalienne droite était occupée par une ulcération grisâtre, à fond très irrégulier, légèrement végétant. Les bords de l'ulcération étaient surélevés et durs : elle reposait sur une base résistante, et le toucher permettait de constater que les tissus circonvoisins avaient perdu leur souplesse. L'*infiltration néoplasique* s'étendait dans les limites suivantes : en avant et en arrière elle ne dépassait pas les piliers ; en haut, elle empiétait sur le voile du palais dans l'étendue d'un demi-centimètre environ et sur une largeur de 2 à 3 centimètres ; en bas, elle arrivait jusqu'à la langue sans l'intéresser cependant. »

L'observation II offre un exemple d'une tumeur *fissuraire.*

Dans l'observation III on trouve, occupant et dépassant la loge amygdalienne un *champignon néoplasique aplati.* « Si on fait ouvrir la bouche au malade, dit le narrateur, on aperçoit dans la région amygdalienne une petite tumeur aplatie de l'étendue d'une pièce de deux francs en forme de champignon : les bords en sont arrondis, bien limités ; ils descendent en bas jusqu'à la partie latérale de la langue ; en avant et en arrière, ils débordent un peu les piliers, qui sont totalement envahis. La face libre de cette tumeur est à peine exulcérée : elle proémine dans la cavité du pharynx au point d'arriver presque en contact avec le bord latéral de la luette, et est tapissée d'un léger enduit grisâtre... Au toucher, on sent très nettement la résistance dure de cette tumeur... Ses bords sont libres, et superplombent d'environ 4 à 5 millimètres les régions voisines. En somme, il s'agit d'un véritable *papillôme épithéliomateux* largement implanté dans la fosse amygdalienne. »

Nous n'insisterons pas sur les autres symptômes du cancer des amygdales, tels que les altérations de la voix, la surdité, la sialorrhée, la dysphagie, les hémorrhagies, l'haleine fétide, parce qu'ils n'ont rien présenté de particulier chez nos malades : quelques-uns même ont été peu accusés. Nous indiquerons seulement que le malade de l'observation II était pris fréquemment d'accès de toux et de suffocations très pénibles, soit au moment de la déglutition, soit pour la plus légère irritation (Rapports nerveux avec le pneumo-gastrique.)

Nous insisterons seulement sur l'importance du *toucher pharyngien*. Il permet, mieux que l'inspection, d'apprécier les *limites* du néoplasme, et par conséquent, fixe sur le choix et l'étendue de l'opération. Nous avons pu avec le doigt, sentir et apprécier des ulcérations, qui descendaient sur la gouttière laryngienne jusqu'aux replis épiglottiques : en arrière, le doigt peut parcourir les faces latérales du pharynx, et en haut, remonter derrière le voile du palais. Pour un chirurgien exercé, la consistance de l'infiltration néoplasique est caractéristique au point de vue du diagnostic. On peut juger du degré de mobilité ou d'adhérence aux plans sous-jacents. On devra aussi user de l'exploration *bi-manuelle*, le second doigt étant appliqué derrière l'angle de la mâchoire.

La recherche des hypertrophies *ganglionnaires* doit être minutieuse. On explorera les ganglions angulaires de la mâchoire, les régions sous-maxillaires et la chaîne carotidienne, et même les ganglions pré-axoïdiens et pré-auriculaires.

Pendant longtemps l'engorgement reste limité ordinairement au *ganglion angulaire*, qui se présente sous la forme d'une petite boule dure et roulant sous les doigts ; puis les voisins se prennent, forment pléiade, et se fusionnent en une masse plus ou moins volumineuse. Quand l'affection a dépassé la région angulaire, les résultats de l'intervention, au point de vue d'une récidive, deviennent très douteux.

## II. — Procédés opératoires.

Avant de décrire les procédés opératoires que nous avons employés dans nos trois opérations, et de les comparer à ceux qui, déjà, ont été utilisés, nous croyons utile de rappeler en deux mots les indications et contre-indications de l'intervention.

On peut distinguer trois degrés dans les lésions, au moment où elles sont soumises à l'observation : 1° L'ulcération occupe la loge amygdalienne et ne la dépasse pas notablement, la tumeur a conservé sa mobilité sur les parties profondes. Tous les chirurgiens sont d'avis d'opérer. — 2° Outre la lésion pharyngienne, il existe une adénopathie limitée à l'angle de la mâchoire ; mais la tumeur sous-maxillaire est encore mobile latéralement et verticalement sur les parties profondes. L'opinion de la plupart, est que l'opération donnera encore des résultats favorables en supprimant la gêne pharyngienne, les douleurs névralgiques, et surtout facilitera la déglutition et, par conséquent, la nutrition du sujet. — 3° Quand la tumeur pharyngienne est très étendue, a dépassé les piliers, envahi la langue ou le larynx, *qu'elle a poussé des prolongements profonds qui la font adhérer*, quand la masse ganglionnaire au cou est très volumineuse, que la chaîne carotidienne est envahie, constituée par des ganglions petits et durs, il y a, pour la généralité, contre-indication à opérer ; à plus forte raison, l'abstention est de rigueur si les premiers signes de la cachexie se sont manifestés.

Il existe deux voies pour l'ablation amygdales cancéreuses : la voie naturelle ou orale et la voie artificielle, dans laquelle

**le chirurgien, à l'aide d'une opération préliminaire, met plus** largement à découvert l'amygdale située profondément.

A). *Opérations par la voie naturelle.*

Dans deux de nos cas, nous avons pu enlever sans trop de difficultés, la tumeur amygdalienne par la bouche.

Déjà l'opération avait été faite par cette voie, par divers chirurgiens, à l'aide de l'écraseur linéaire (Demarquay), du thermo-cautère, de l'anse-galvanique, du bistouri. L. Lefort, chez un confrère, après avoir transfigé la base de la tumeur par quatre aiguilles courbes, l'avait coupée avec l'anse métallique rougie à l'électricité. Dans tous les cas, il s'est agi de sections à travers les tissus, à distance plus ou moins grande du néoplasme.

On peut faire mieux, selon nous, et procéder à une véritable extirpation, *à une énucléation* de la glande malade, pourvu que la lésion n'ait pas dépassé les limites profondes, c'est-à-dire que sa mobilité soit conservée.

Déjà Borelli, et plus tard Larghi (1862), Cheever et Farmer avaient démontré que l'amygdale est séparable avec les doigts des tissus sous-jacents, qu'elle est placée dans une loge celluleuse distincte des aponévroses voisines.

Voici comment nous avons procédé ; et, nous conseillons d'agir dans le même cas, selon les règles suivantes :

*1er Temps. — Exposition du champ opératoire.* — Nous avons d'abord maintenu la bouche largement ouverte, à l'aide d'un écarteur des mâchoires de Larrey, placé entre les molaires du côté opposé à la glande malade. La commissure du même côté, a été largement soulevée et écartée, avec deux écarteurs de Farabeuf, pour les ligatures d'artères. Puis le corps à demi incliné, la tête fermement maintenue par un aide, sur un oreiller résistant, est tournée du côté malade, de manière à ce que le jour pénètre aisément et éclaire le fonds de la gorge. Le chirurgien se place du côté opposé, saisit la langue à sa partie moyenne d'abord avec une première pince de Museux courbe, et l'amène hors de la bouche. Une seconde pince-airigne est alors placée au-dessus et en arrière de celle-ci, tout près du pilier antérieur du voile, sur le bord de la langue de manière à attirer fortement en avant la région malade. — Elle devient ainsi très accessible.

2° *Temps.* — *Délimitation des parties à enlever.* — Pendant que les choses sont ainsi disposées, on s'arme du couteau courbe du thermo-cautère, et on fait à petits coups, une première incision courbe inférieurement, qui coupe le voile du palais et ses piliers au-dessus du pôle supérieur de l'amygdale. Une seconde incision courbe en sens inverse, c'est-à-dire, regardant la précédente par sa concavité, sectionne en avant de la racine du pilier, le bord épais de la langue et toute la partie de celle-ci qui doit être enlevée. Là, il est nécessaire de pénétrer profondément, de revenir plusieurs fois dans le sillon creusé, car les tissus sont charnus et résistants. Il faut pénétrer ainsi jusqu'au dessous du pôle inférieur de la glande. — Alors exerçant une traction plus forte encore sur les pinces de Museux, ou mieux, plaçant une troisième pince en travers du corps de l'amygdale, de manière à saisir en même temps le pilier postérieur, on porte en arrière de celui-ci le platine rougi, et on fait une incision verticale, intéressant la paroi latérale du pharynx, et unissant en haut et en bas, les deux incisions courbes tracées précédemment.

3° *Temps.* — *Énucléation de l'amygdale.* — Le thermo-cautère est confié à un aide. La pince de Museux qui prend la glande tranversalement est replacée, de manière à ce que sa griffe postérieure, soit dans le dernier sillon tracé par le thermo-cautère. C'est en arrière d'elle que le chirurgien introduit son index recourbé en crochet, et décolle d'abord d'arrière en avant le bord postérieur de la glande, puis son pôle supérieur, et son pôle inférieur. Il chemine ainsi, jusqu'à ce qu'il ait décollé toute la face postérieure. Nous n'avons jamais été obligé de nous servir de bistouri et des ciseaux. Le doigt seul suffit et est le meilleur instrument. Pendant que le doigt décolle, on attire en avant la glande, de manière à la faire basculer complètement. Elle ne tient plus alors que par la muqueuse qui est en avant du pilier antérieur du voile du palais ; quelques coups de thermo-cautère suffisent à l'en séparer.

Si les aides sont attentifs, et les écarteurs bien adaptés, on opère ainsi sans trop de peine, et on évite de toucher, avec le thermo-cautère, les parties voisines, de la cavité buccale.

Bien que cette opération paraisse assez simple ; il était nécessaire, croyons-nous, d'en tracer exactement le manuel.

B). *Opération par les voies artificielles.*

L'ablation de l'amygdale est précédée d'une opération *préliminaire* destinée à permettre de l'aborder aisément dans la profondeur où elle est située, et de l'enlever avec les parties voisines du pharynx, du voile, de la langue ou du larynx, si elles sont envahies.

Tantôt la porte qu'on s'ouvre ainsi vers l'arrière-gorge n'intéresse que les parties molles ; tantôt elle nécessite des sections ou même des résections osseuses.

Jaeger, Maisonneuve, plus récemment Clément-Lucas ont incisé transversalement la joue, à partir de la commissure labiale. On a utilisé aussi les divers procédés de pharyngotomie latérale, ou de pharyngotomie sous-hyoïdienne. Mais on obtient ainsi un jour insuffisant.

Les sections osseuses facilitent grandement l'accès de la glande.

Les procédés les plus connus sont ceux de Cheever de Boston, et de M. Polaillon.

Le premier fait une incision qui suit le bord inférieur du maxillaire, de la symphyse à l'angle ; puis il scie le maxillaire en avant du masseter, soulève sa branche montante, suit la face profonde du pharygoïdien interne et va énucléer la glande avec les doigts. Dans un autre cas, il a combiné la première incision avec une deuxième parallèle au bord antérieur du sterno-mastoïdien.

M. Polaillon, taille un lambeau triangulaire, par deux incisions, l'une s'étendant de la commissure labiale au-dessous de l'oreille; l'autre descendant de l'extrémité postérieure de la première, sur le cou, en suivant le bord antérieur du sterno-mastoïdien jusqu'au niveau de l'os hyoïde. Ce lambeau disséqué et rabattu découvre la face externe du maxillaire et sa branche montante. A l'aide de deux traits de scie l'un portant sur le corps, l'autre sur la branche montante, il enlève complètement la portion de cet os comprise entre les deux traits de scie. Puis il traverse à l'aide de l'anse galvanique les parties voisines de la base de la langue et les coupe; une autre section est faite au-dessous de l'amygdale, et une troisième en arrière de cette glande divise la paroi du pharynx.

Le procédé que nous avons employé donne plus de jour encore que les précédents; aucune portion du maxillaire n'est sacrifiée. Nous faisons une opération préliminaire, avec résection temporaire ostéo-plastique.

### PROCÉDÉ DE L'AUTEUR.

Il consiste à tailler un large lambeau en U, descendant jusqu'à l'union du tiers moyen et du tiers supérieur du cou, et comprenant dans son épaisseur la branche montante du maxillaire et les muscles qui y sont attachés. Voici les divers temps de cette opération.

*1ᵉʳ temps. — Incision de la peau.* — On trace d'abord la branche verticale antérieure de l'U, en partant de la commissure labiale, en descendant verticalement à deux centimètres en avant du bord antérieur du masseter, sur le corps du maxillaire. Au niveau de l'os hyoïde, on incurve en dehors l'incision qui devient transversale; elle se recourbe une seconde fois, derrière le bord postérieur du muscle sterno-mastoïdien, pour monter *verticalement* jusque derrière l'oreille.

*2ᵉ temps. — Taille du lambeau.* — Le couteau est reporté

vers la commissure labiale, et coupe les chairs profondément dans la joue, en laissant intact la muqueuse, pour que le sang ne pénètre pas dans les voies aériennes et digestives ; puis sur le corps du maxillaire, jusqu'au périoste qui est lui-même soigneusement incisé. Au cou, on sectionne les tissus sous-jacents à la peau, le tissu cellulaire et le peaucier. Le lambeau est saisi par en bas, à sa partie convexe, et disséqué de bas en haut, jusqu'au niveau du maxillaire et sur la partie inférieure de la région parotidienne : si on rencontre l'artère faciale, on la coupe entre deux ligatures. Ainsi de la veine jugulaire externe. En arrière du sterno-mastoïdien on ménage les filets du plexus cervical. La dissection du lambeau est poursuivie en haut, au niveau de son bord postérieur, jusque derrière l'oreille.

*3e temps. — Ablation des ganglions sous-maxillaires et cervicaux.* — L'aponévrose cervicale étant incisée et disséquée, on détache avec les doigts, aidés parfois des ciseaux courbes, la masse ganglionnaire, de bas en haut, de dehors en dedans, et ensuite en arrière, ou il faut la séparer avec prudence, pour éviter de léser la veine jugulaire interne, le long de laquelle les ganglions profonds sont situés. Le doigt les poursuit ensuite sous le maxillaire. S'il est nécessaire la glande sous-maxillaire est extirpée. Souvent on rencontre une seconde fois le tronc facial, qu'il faut lier, ainsi que la veine thyro-linguo-faciale.

*4e temps. — Section du maxillaire et élévation du lambeau ostéo-charnu.* — Le bistouri droit de Farabeuf coupe au ras du bord du maxillaire les tissus fibreux et le périoste. Puis le doigt est glissé sous le maxillaire, puis sous le pharyngoïdien interne, qui est décollé aisément des parties sous-jacentes. En dehors on poursuit un peu le décollement sous la parotide, de manière à bien dégager le bord postérieur du lambeau.

Une forte sonde cannelée, engagée sous le maxillaire, au point où doit avoir lieu la section, perfore le cul-de-sac de la muqueuse buccale. Un stylet entraînant la scie à chaîne la remplace, et l'os est coupé selon la méthode ordinaire, à deux centimètres en avant du masseter. Rapidement le bistouri achève la section de la muqueuse buccale. Deux forts écarteurs de Farabeuf sont placés sous la branche montante, qu'un aide entraîne en haut et un peu en dehors, pendant qu'un autre aide écarte en dedans les parties molles de la joue.

Par ce vaste hiatus, *on aperçoit aisément la partie la plus reculée du bord de la langue, et tout l'isthme du gosier.*

*5e temps. — Ablation de l'amygdale et des parties voisines.* — Une pince de Museux courbe saisit le bord de la langue tout près du pilier antérieur et l'attire en avant et en bas. La loge amygdalienne et son contenu se présentent de face ; on les saisit en travers à l'aide d'une deuxième pince de Museux. Comme dans l'opération par les voies naturelles : incision au thermo-cautère concave *en bas* sur le voile et les piliers au-dessus du pôle supérieur de l'amygdale ; incision concave *en haut*, sous le pôle inférieur et sur le bord de la langue, s'il est altéré : puis la glande étant attirée plus en avant, incision rejoignant les deux premières, en arrière de l'amygdale. Décollement de la face profonde de l'amygdale avec le doigt. Section au thermo-cautère de la muqueuse au devant de l'amygdale. Hémostase et nettoyage de la plaie pharyngienne.

*6e temps. — Suture du maxillaire et du lambeau.* — On rabat le lambeau et on met deux points au fil d'argent très exactement appliqués, sur les deux extrémités du maxillaire. Puis des points de suture au crin de Florence, coaptant exactement les bords et la convexité du lambeau. En arrière on ne suture pas, mais on laisse une large ouverture de décharge, à l'aide de laquelle on tamponne à la gaze iodoformée jusqu'au niveau de la plaie pharyngienne. Ou bien, on y introduit un drain, soit de champ, soit en anse, passant sur la commissure labiale exactement reformée. Pansement.

Une ablation d'amygdale cancéreuse peut ainsi être méthodiquement conduite, et faite dans toute l'étendue désirable. La largeur de l'ouverture la facilite considérablement : l'extirpation des ganglions a lieu en même temps et aussi complète qu'il est nécessaire. Comme on voit clairement, on est à l'abri de toute hémorrhagie ; si elle se produit, l'application de pinces à forcipressure est facile.

Nous allons maintenant relater nos trois observations, et en interpréter les résultats.

### Observation I.

*Cancer primitif de l'amygdale. — Ablation au thermo-cautère par la voie buccale. — Guérison.* (Observation recueillie par M. Pérignon, interne des hôpitaux).

J'ai l'honneur de présenter à la Société une observation du cancer de l'amygdale, non pas tant pour la symptomatologie, que pour la description du procédé opératoire employé par M. Duret pour l'ablation de la tumeur.

Joséphine W..., ménagère, âgée de 60 ans, entre à l'hôpital le 18 juin 1891.

Ses antécédents présentent ce fait remarquable que son père est mort à 67 ans d'un cancer à l'estomac.

Elle-même habite la campagne ; elle a toujours été bien portante. Elle s'est aperçue seulement il y a trois mois qu'elle « avait quelque chose dans la gorge. » Elle éprouvait une sensation de corps étranger et une sécheresse assez prononcée qui l'obligeaient à faire des mouvements fréquents de déglutition et à boire. Il y a deux mois, elle constata la présence d'une petite glande dure, roulant sous les doigts, au niveau de l'angle du maxillaire inférieur à droite ; elle ressentait de plus quelques légers phénomènes du côté de l'oreille, sous forme d'élancements douloureux intermittents.

Elle consulta un médecin qui pensa à une affection néoplasique, mais qui cependant contrôla le diagnostic avec la syphilis par le traitement ioduré. L'état restant stationnaire, et le diagnostic confirmé, la malade vint à l'hôpital.

Au moment de l'entrée, on constate ce qui suit :

La malade est d'apparence vigoureuse, malgré son grand âge, et n'a pas maigri dans ces derniers temps. L'état général paraît excellent.

La bouche largement ouverte, on voit la loge amygdalienne droite occupée par une ulcération, grisâtre, à fond très irrégulier, légèrement végétante. Pas d'écoulement sanieux ni sanguin. Les bords de l'ulcération sont surélevés et durs; elle repose sur une base résistante et le toucher permet de constater que les tissus circonvoisins ont perdu leur souplesse. L'infiltration néoplasique s'étend dans les limites suivantes : en avant et en arrière elle ne dépasse pas les piliers, en haut elle empiète sur le voile du palais dans l'étendue d'un demi-centimètre environ et sur une largeur de 2 à 3 centimètres, en bas elle arrive jusqu'à la langue sans l'intéresser cependant.

Extérieurement, la région latérale et supérieure du cou ne présente ni saillie anormale, ni empâtement profond des tissus. On remarque seulement la présence au niveau de l'angle du maxillaire d'un ganglion dur, roulant sous les doigts, du volume d'un œuf de pigeon, à peu près. La peau est saine.

Les symptômes fonctionnels sont réduits au minimum. Quelques *élancements douloureux dans l'oreille*, un peu de gêne de la déglutition, c'est là tout ce qu'accuse la malade. Ceci s'explique, du reste, par le petit volume de la tumeur. Pas de gêne respiratoire, pas de voix nasonnée, pas de signes de compression de la carotide.

Étant donné l'âge de la malade, la marche et l'aspect de la tumeur, le diagnostic paraît certain. Il s'agit d'un cancer primitif de l'amygdale, et on propose l'ablation.

L'opération est pratiquée le 22 juin.

L'anesthésie obtenue, la bouche est maintenue largement béante avec l'ouvre-bouche de Larrey; la langue, saisie avec une pince à griffes, est fortement attirée vers la commissure gauche; avec un écarteur, on porte la joue droite en dehors. Cette manœuvre rend la tumeur accessible beaucoup plus qu'on ne l'aurait cru d'abord, et à l'aide du couteau courbe du thermocautère, on opère de la façon suivante :

Une première incision concave en bas dépasse les limites supérieures de la tumeur, empiétant d'environ 1 centim. 1/2 sur le voile du palais; une seconde incision circonscrit la masse par en bas et va jusqu'au contact de l'épiglotte. On peut alors attirer légèrement l'amygdale en la saisissant avec une pince de Museux. On sectionne le pharynx à l'union de la paroi latérale avec la paroi postérieure.

Cette section réunit les extrémités postérieures des deux premières incisions. La tumeur est donc libre en haut, en bas et en arrière. Tout en continuant à l'attirer au dehors, l'opérateur, à l'aide de l'index droit, la décolle par sa face profonde, celle qui est au voisinage de la carotide ; puis ce décollement achevé, la masse ne tenant plus qu'au niveau du pilier antérieur, une dernière incision au thermocautère permet de l'enlever en totalité. La perte de sang est insignifiante.

L'opération est complétée par l'ablation au bistouri du ganglion dégénéré.

Suites opératoires des plus simples ; pas de fièvre. On prescrit simplement l'alimentation liquide et des pulvérisations et lavages fréquents avec une solution de chloral au 1/100.

Pas d'hémorrhagie au moment de l'élimination des eschares.

La malade sort au bout de trois semaines. La région opérée est couverte de bourgeons charnus d'aspect normal, et tout fait espérer que l'ablation a été complète et que la guérison se maintiendra.

La malade rentre le 20 janvier 1892 pour une tumeur volumineuse de la région sterno-mastoïdienne du côté droit.

A la fin de septembre 1891, elle s'aperçut qu'elle portait au cou, sur le côté droit, une petite tumeur du volume d'une petite noisette. Malgré les recommandations qui lui avaient été faites lors de son premier séjour à l'hôpital, elle ne s'en inquiéta guère. — Cette tumeur a grossi insensiblement. Mais l'augmentation de volume a été surtout notable dans les trois dernières semaines qui ont précédé son retour. — Dans ces derniers temps également, quelques douleurs se sont fait sentir au niveau de la tumeur. L'état général est resté bon : la malade jouit d'une excellente santé.

A l'examen, on trouve en arrière et en dessous de l'oreille droite une saillie du volume d'une petite orange, arrondie, très-dure, et adhérente aux parties profondes ; à son niveau, la peau est violacée, tendue. — Cette tumeur est isolée ; on n'en trouve pas d'autres dans les régions voisines.

Dans la bouche, *au niveau du foyer primitif, la guérison est parfaite* ; nulle trace de récidive.

L'opération est pratiquée le 23 janvier. — Par trois incisions courtes, M. Duret circonscrit la tumeur ; il arrive ainsi sur le faisceau postérieur du sterno-mastoïdien, dont il dissocie les fibres. — Il atteint ainsi directement la masse ganglionnaire ; il en dégage les parties superficielles d'abord, et dissèque sa face profonde de dedans en dehors — dans ce temps de l'opération, il rencontre la veine jugulaire interne qui est située à la partie la plus intense de la face profonde de la tumeur ; il la dénude sur un trajet de quatre ou cinq centimètres. — Le reste de l'opération ne présente aucune particularité : le dégagement de la tumeur des parties profondes se fait désormais sans obstacle. — L'ablation est complète.

La peau est suturée au crin de Florence.

Les suites opératoires sont excellentes ; les points de suture sont enlevés le 28 janvier.

La malade peut être considérée aujourd'hui comme guérie de son opération.

## OBSERVATION II.

*Cancer fissuraire de l'amygdale droite. — Ablation de la tumeur par la cavité buccale sans opération préliminaire.* (Observation recueillie par V. MOISSY, interne du service).

Le nommé H..., Édouard, âgé de 62 ans entre à l'hôpital au service de M. le Professeur Duret (salle St-Pierre n° 17), le 8 janvier 1892, pour se faire opérer d'un cancer de l'amygdale.

Dans ses antécédents personnels ou héréditaires, rien de spécial à noter.

A la fin de décembre dernier *il a fait une angine* qui a cédé au bout de quelques jours à la médication ordinaire. C'est cette angine qui a été l'occasion du diagnostic aussi précoce de la tumeur amygdalienne, reconnue par M. le Dr Lavrand, qui envoie le malade à l'hôpital.

Jusqu'au moment de son entrée, jamais il n'a éprouvé le moindre phénomène douloureux ni dans la gorge ni dans l'oreille ; la déglutition a toujours été parfaitement normale.

A l'inspection, on trouve dans la fosse amygdalienne droite une tumeur fissuraire qui la remplit totalement. La surface libre de cette tumeur est bourgeonnante, les bords en sont déchiquetés. En avant elle dépasse légèrement le pilier antérieur qui est totalement envahi ; en bas elle empiète d'un centimètre sur la partie latérale de la langue, et descend en arrière jusqu'au repli glosso-épiglottique. La consistance en est dure ; ce qui permet de la délimiter aussi facilement au toucher qu'à la vue. La partie supérieure du voile du palais n'est pas envahie, non plus que les ganglions. Cependant une exploration minutieuse en fait découvrir un de la grosseur d'un pois, en avant du muscle sterno-mastoïdien.

L'état général du malade est aussi bon que jamais.

OPÉRATION. — Le 12 janvier M. Duret procède à l'ablation de la tumeur.

Les mâchoires sont fortement écartées au moyen d'un ouvre-bouche de Larrey, les commissures labiales sont soulevées autant que possible avec de grands écarteurs, enfin deux grandes pinces de Museux saisissent la langue près de sa base, l'attirent en avant et la portent du côté opposé à la tumeur.

Comme dans le cas précédent :

1° On détache en haut le voile du palais à la partie supérieure des piliers ;

2° On enlève en bas un segment de deux centimètres du bord de la langue par une incision courbe. L'exécution de ce 2e temps est assez longue à cause de l'épaisseur des tissus ;

3° Comme il est encore assez difficile d'atteindre le pharynx en arrière de la tumeur, on détache celle-ci des parties antérieures plus accessibles par une troisième incision courbe ;

4° Le doigt est engagé par cette incision et décolle d'avant en arrière la face profonde de l'amygdale ;

5° Dernière incision pour couper la partie postérieure de la tumeur qui est encore en connexion avec le pharynx. Pour exécuter ce dernier temps, on saisit en travers le néoplasme avec une pince de Museux, on l'attire fortement en avant et on sectionne de haut en bas. Un dernier coup presqu'horizontal détache les replis glosso-épiglottiques.

L'opération achevée, on voit à la place de l'amygdale une vaste fosse ovalaire un peu noircie par le thermo-cautère, occupant toute la région amygdalienne, échancrant en haut le voile du palais, et en bas le bord correspondant de la langue.

Dans la période postopératoire, le malade est entouré de soins aussi minutieux que possible. Toutes les 2 heures durant le jour, on lui fait dans la bouche des pulvérisations avec une solution de chloral au centième. Matin et soir on lui administre des lavements nutritifs composés de lait, vin et œufs.

Le lendemain de l'opération, à la visite du matin, le malade se plaint d'une vive douleur à la langue qui est très tuméfiée au point de remplir presque complètement la cavité buccale. La parole est difficile, et la préhension d'aliments, même d'aliments liquides, est devenue des plus laborieuses.

Les jours suivants l'amélioration devient manifeste de ce côté, la langue a diminué de volume, le malade peut prendre des aliments avec une cuillère à café. On a pu alors examiner la surface de la plaie qui apparaissait recouverte d'un enduit grisâtre très gluant exhalant une odeur infecte.

Pendant 2 ou 3 jours l'expectoration des produits de secrétion de la plaie a été nulle : on a été obligé d'en débarrasser le malade avec un tampon de ouate.

Jusqu'au 15, c'est-à-dire 3 jours après l'opération, la température s'est maintenue aux environs de 38) mais subitement le 15 au soir elle monte à 40°. En même temps la respiration et le pouls deviennent plus rapides. L'auscultation pratiquée le lendemain matin, révèle des râles sous-crépitants dans toute la hauteur des deux poumons, et une zone mate et un peu soufflante à la base droite. Un large vésicatoire est appliqué à ce niveau et laissé en place pendant 7 heures.

Le lendemain l'ascension thermique se maintient. Les phénomènes locaux du côté de la bouche vont en s'améliorant, rien de changé du côté des poumons. Le même jour, c'est-à-dire le 16, 4 jours après l'opération, le malade meurt d'hémorrhagie à 9 heures du soir.

L'autopsie n'ayant pu être pratiquée, il a été impossible de savoir quel était le vaisseau lésé qui a produit cette hémorrhagie.

## Observation III.

*Papillôme épithéliomateux de l'amygdale gauche. — Ablation à l'aide d'une opération préliminaire portant sur la face et le maxillaire.* (Observation recueillie par V. Moissy, interne du service.)

Le nommé R... Désiré, âgé de 43 ans, charcutier, entre dans le service de M. le prof. Duret, salle St-Pierre, N° 12, le 2 janvier 1892.

Dans ses antécédents rien de spécial à noter. Il y a 3 mois, il s'est aperçu qu'il avait, à certains moments, de la gène dans la déglutition.

Les liquides passaient facilement, mais il n'en était pas de même des solides. Quand il se hâtait de prendre ses repas, il s'étouffait et était pris d'accès de toux. Pas de douleur locale. Vers cette époque, il s'est aperçu qu'il avait à la partie supéro-latérale du cou un ganglion du volume d'une grosse noisette.

Peu à peu la gêne de la déglutition s'est accentuée, les étouffements sont devenus plus fréquents ainsi que la toux qui les accompagne, et le malade se décide à entrer à l'hôpital.

Il se plaint alors d'avoir de la difficulté à avaler, il est obligé de manger avec lenteur : les liquides passent facilement ; le pain et la viande doivent être mâchés avec grand soin et avalés sans précipitation ; il faut que le bol alimentaire soit comme fractionné, s'il en est autrement le malade est pris d'accès de toux et s'étouffe.

A la partie supérieure du cou du côté gauche, sous le tiers supérieur du sterno-mastoïdien, se trouve une masse ganglionnaire du volume d'une mandarine. A droite, au-dessous du maxillaire, on sent très nettement un autre ganglion de la grosseur d'une cerise.

Le malade n'accuse aucune douleur ni dans la gorge, ni dans l'oreille, il n'est gêné que pendant ses repas. Il est affaibli, amaigri ; c'est plutôt le résultat de la difficulté de l'alimentation qu'une véritable cachexie cancéreuse. Si on lui fait ouvrir la bouche, on aperçoit dans la région amygdalienne une petite tumeur aplatie de l'étendue d'une pièce de deux francs, en forme de champignon : les bords en sont arrondis, bien limités, ils descendent en bas jusqu'à la partie latérale de la langue, en avant et en arrière ils débordent un peu les piliers qui sont totalement envahis. La face libre de cette tumeur est à peine exulcérée, elle proémine dans la cavité du pharynx, au point d'arriver presqu'en contact avec le bord latéral de la luette, et est tapissée d'un léger enduit grisâtre. Le voile du palais paraît indemne.

Au toucher, on perçoit très nettement la résistance dure de cette tumeur : cette dureté contraste avec la mollesse des parties environnantes. Ses bords sont libres et surplombent d'environ 4 à 5 millimètres les régions voisines. En somme, il s'agit d'un véritable papillôme épithéliomateux largement implanté dans la fosse amygdalienne.

Le 9 janvier, M. le Professeur Duret procède à l'ablation du néoplasme.

1er *temps.* — Le chirurgien trace d'abord un vaste lambeau en U. La branche antérieure de cet U commence à la commissure labiale, puis s'incurve progressivement en bas et descend jusque dans la région sous-hyoïdienne en passant à un travers de doigt du bord antérieur du masséter. Au niveau de l'os hyoïde, l'incision devient un instant transversale jusqu'au niveau du corps du muscle sterno-mastoïdien, ensuite elle remonte verticalement pour se terminer derrière l'oreille et former ainsi la branche postérieure de l'U.

2e *temps.* — La joue est alors fendue dans toute son épaisseur, puis le masséter est alors désinséré dans l'étendue de quelques millimètres. On relève le lambeau de bas en haut, on le dissèque de manière à mettre à découvert le sterno-mastoïdien et la masse ganglionnaire, le muscle est sectionné transversalement; les ganglions sont séparés avec les doigts des parties voisines, et enlevés totalement sans lésion de la jugulaire qui les côtoie intimement en arrière.

3e *temps.* — Sous l'angle de la mâchoire, on coupe les parties molles, on se fait jour avec le doigt jusqu'à la muqueuse, puis on engage une sonde cannelée qui traverse la bouche. Sur cette sonde cannelée on glisse une scie à chaîne et l'on sectionne le maxillaire à l'union de la branche horizontale et de la branche verticale, en avant du masséter. Saisissant alors avec un davier la branche montante, on reporte en haut tout le lambeau ostéo-charnu. La fosse amygdalienne est à découvert, facilement accessible.

4e *temps.* — Ablation de l'amygdale cancéreuse selon le procédé employé par M. Duret et décrit dans une leçon clinique récente. Avec le couteau courbe du thermo-cautère, incision semi-elliptique à concavité inférieure comprenant les piliers et le voile du palais en passant un peu au-delà du bourrelet néoplasique : en bas, seconde incision semi-elliptique à concavité supérieure passant au-delà des piliers et empiétant sur le bord de la langue. A la suite de cette double incision, la tumeur est susceptible d'une certaine translation en avant : on la saisit alors transversalement avec une pince de Museux, dont la branche postérieure est fixée dans la paroi latérale du pharynx, en arrière de la tumeur. On attire le plus possible cette paroi sous l'œil du chirurgien qui la coupe verticalement, un centimètre en arrière du néoplasme. Celui-ci tient encore par sa face postérieure à la fosse amygdalienne, région dangereuse voisine de la carotide. Le chirurgien abandonne le thermo-cautère un instant, glisse son index derrière la tumeur sous son bord supérieur, puis sous son bord postérieur, et, grâce au tissu péri-amygdalien qui n'est pas envahi, la décolle complètement des parties sous-jacentes. Il l'attire de plus en plus en avant. Bientôt elle ne tient plus que par son bord antérieur, lequel est sectionné avec le thermo-cautère sans crainte d'hémorrhagie grave.

5ᵉ *temps* — Les deux fragments du maxillaire sont rapprochés et maintenus en contact au moyen d'un fort fil d'argent introduit dans leur épaisseur et tordu ; le lambeau rabattu est suturé au crin de Florence, et un drain est appliqué au-dessous, à la partie la plus déclive.

Comme traitement consécutif, on administre chaque jour au malade deux lavements nutritifs ; et, toutes les deux heures on lui fait, durant le jour, des pulvérisations intra-buccales avec une solution de chloral au centième. Le pansement de la plaie extérieure est renouvelé toutes les vingt-quatre heures ; et pour empêcher qu'il ne soit souillé par la salive ou les aliments, on le protège au moyen d'un makintosch.

Le lendemain de l'opération, on essaie, mais sans succès, d'introduire le tube de Faucher afin de nourrir le malade par les voies naturelles.

On est alors obligé d'avoir recours au biberon. Quatre ou cinq fois par jour on fait ingérer au malade, avec toutes les précautions possibles, un aliment liquide composé de lait, cognac et œufs. La déglutition est très difficile : une petite partie ressort par les commissures labiales.

Au moyen des pulvérisations au chloral et du nettoyage régulier de la cavité buccale on parvient à tenir la bouche du malade en bon état durant le jour, mais *la nuit il n'en est pas ainsi*. En raison des difficultés considérables de l'expectoration et de l'affaiblissement de l'opéré, on trouve le matin la bouche pleine de mucosités épaisses, d'odeur repoussante, qu'il ne peut expulser qu'en s'aidant de ses doigts.

Pendant les 5 jours qui ont suivi l'opération, la température s'est maintenue aux environs de 38° ; mais le 6ᵉ elle monte à 39°5 ; en même temps apparaît une toux fréquente. Le lendemain matin on découvre, à l'auscultation, un souffle très net à la base droite et des râles sous-crépitants dans toute la hauteur des deux poumons, surtout à droite. Un large vésicatoire est appliqué de ce côté et laissé en pace pendant 7 heures. On s'efforce de soutenir le malade avec du thé alcoolisé et du café.

L'état reste le même durant 4 jours.

La plaie extérieure est en bonne voie de guérison.

Le 20, à la visite du matin, on trouve le malade très excité, délirant, il s'assied sur son lit et veut se lever. Sa température atteint 40°, le pouls bat à 120. On lui donne le matin un lavement au chloral et au bromure de potassium, le soir une piqûre de morphine.

Le lendemain, le malade continue de parler et de s'agiter comme la veille. Durant une partie de la nuit, il a empêché ses voisins de dormir. Ses forces ont sensiblement baissé, il ne cherche plus à se lever : c'est à peine s'il peut s'asseoir sur son lit. On continue le même traitement.

Il meurt le jour suivant, c'est-à-dire le 22, 13 jours après l'opération.

Les procédés opératoires que nous venons de décrire permettent de répondre à ce *desideratum* de tout chirurgien qui entreprend une opération : se créer une large voie qui permette de dépasser les limites du mal. On peut aussi opérer avec plus de sécurité. Il faudrait maintenant, pour le bien, que l'intervention fut hâtive, précoce. « Que les médecins, disait M. Trelat, à propos du cancer de l'utérus, rendus attentifs et confiants dans la puissance chirurgicale, recherchent des diagnostics précoces et précis ; qu'ils arrivent à la juste formule des indications particulières à chaque variété et à chaque siège de cancer, et il n'y a guère lieu de douter que les indications opératoires mieux remplies ne fournissent de nouveaux bénéfices. »

Quand il s'agit des opérations sur la gorge, il y a lieu cependant de se méfier d'un danger spécial dont ont été victimes deux de nos malades. Nous voulons parler de cette complication post-opératoire très fréquente, que les Allemands appellent « *Schluckpneumonie* » ou pneumonie de la déglutition, et sur laquelle Ch. Monod appelait l'attention dans un beau discours à la Société de Chirurgie en 1886. Elle se manifeste généralement dans les trois ou quatre jours qui suivent l'opération.

insidieuse dans son apparition, elle ne se révèle que par un peu plus de gêne de la respiration, un peu plus de fréquence des mouvements respiratoires, de l'élévation de température que la plaie n'explique pas ; à la fin, un peu de cyanose de la face. L'auscultation ne révèle qu'un peu d'affaiblissement du murmure vésiculaire, vers les bases et en arrière, quelquefois des râles sous-crépitants très disséminés, ou dans la zone voisine des parties saines. La percussion renseigne mieux ; car elle indique une submatité, souvent appréciable, dans toute la hauteur du mal.

L'examen nécropsique montre les bases des poumons et parfois les 2/3 de ces organes, infiltrés d'un liquide clair ou rosé, visqueux, à peine spumeux. Le tissu est atélectasié, splénisé, quelquefois avec de petits noyaux de pneumonie. Les bronches sont congestionnées, et remplies de liquide. Le doigt appliqué à la surface, dessine une cupule profonde et décèle un œdème accusé. Le tissu est comme ramolli, sphacélé, et porte une odeur de gangrène dans les cas les plus graves.

La cause de ces *Schluckpneumonie* réside dans la pénétration dans l'arbre aérien des *sécrétions infectantes* de la plaie, et aussi des liquides absorbés par *maladresse* de la déglutition. Les muscles du pharynx paralysés fonctionnent à faux, et les aliments pénètrent dans le larynx. Le 10e jour d'une laryngectomie, (dont le succès était complet, puisque la réunion était parfaite sur tous les points), nous avons perdu un malade, parce que le liquide injecté par la sonde de l'ouverture œsophagienne au cou, glissait sous le pansement, le long de la canule trachéale. Les accès de fièvre, la gêne de la respiration, survinrent à deux reprises, après les manœuvres destinées à l'alimenter, malgré les précautions prises.

Comment donc éviter cette complication redoutable ? — En nourrissant les malades, à l'aide d'une longue sonde introduite par les narines jusque dans l'œsophage. Celles que nous possédions avaient été perdues, et il était difficile de s'en procurer. Nous avons alimenté nos opérés par des lavements nutritifs ;

malgré cela, on peut lire dans les observations, que chez l'un d'eux, pendant la nuit, d'abondantes sécrétions remplissaient la bouche et tombaient dans les voies aériennes. Il faut aussi faire dans la gorge des lavages aseptiques, des pulvérisations fréquentes. *Les opérations sur le pharynx nécessitent des soins de tous les instants : il faut un personnel dévoué et instruit.*

On a conseillé encore ; la trachéotomie préventive, et l'application de la canule-tampon de Tredelenburg ; et même le tamponnement de la partie supérieure du pharynx à la gaze iodoformée, selon le procédé de Mikulicz. Nous avons plusieurs fois eu recours à la trachéotomie préventive dans les vastes opérations de cancers de la langue : mais le succès obtenu dans le premier cas de cancer amygdalien, nous en avait détournés. On hésite en outre, à faire une opération préliminaire surajoutée, une nouvelle plaie, qui demandera des soins spéciaux, et causera de la gêne pour les pansements nécessités par l'opération fondamentale.

Dans la discussion, qui eut lieu à la Société de Chirurgie, en 1886, les avis furent partagés, peu favorables. — Il y a lieu de mettre la question de nouveau à l'étude : car la *pneumonie de la déglutition* est des plus redoutables, et sans cette complication, un plus grand nombre d'opérés, même avec des ablations étendues, obtiendraient la guérison.

# IV.

## SUR LA PATHOGÉNIE DU GENU VALGUM

J'ai opéré il y a quelques jours, devant vous, une enfant de quatre ans, atteinte de genu valgum très prononcé ; sa petite sœur, de deux ans moins âgée qu'elle, et affectée d'un genu valgum double, nous a été amenée depuis. Je désire, à l'occasion de ces malades, vous exposer les causes qui engendrent le genu valgum ; la pathogénie de cette affection est encore entourée de bien des obscurités, je voudrais faire dans vos esprits une lumière complète sur cette question.

Il importe tout d'abord de se remémorer quelques points particuliers de l'anatomie du genou, qui faciliteront beaucoup la compréhension du sujet.

1° L'axe de la cuisse et l'axe de la jambe ne se trouvent pas sur le prolongement l'un de l'autre : ils forment un angle à sinus ouvert en dehors, de telle sorte que, tous, nous sommes plus ou moins cagneux, quoique normalement constitués ; c'est l'exagération de ce fait normal qui constitue le genu valgum. — Mais considérons d'abord comment se transmet au sol le poids du corps par l'intermédiaire du fémur et du tibia : il représente une force qui se décompose au niveau du genou, en deux puissances : l'une suit l'axe de la jambe, l'autre est dirigée selon le prolongement de l'axe de la cuisse. Ces deux forces composantes comprennent entre elles un angle aigu, qui est *complémentaire* de l'angle externe, formé par l'axe de la cuisse et l'axe de la jambe. C'est, en calculant l'angle complémentaire, que Terrillon et Marchand apprécient le degré d'inclinaison du genu valgum (Voir fig. 1).

2° La partie du poids du corps dont la transmission se fait selon le prolongement de l'axe du fémur, tend à faire glisser cet os en dedans. Pour résister à cette poussée en dedans entrent en jeu le ligament interne et les ligaments croisés de l'articulation, ainsi que les muscles de la patte d'oie ; le ligament externe et le muscle biceps agissent en sens inverse. L'articulation du genou n'est donc *en équilibre* qu'à une condition, c'est que les ligaments et les muscles maintiennent cet équilibre ; supposez que les appareils ligamenteux ou musculaires aient une action prédominante soit d'un côté, soit de l'autre, il en résulte que le tibia est attiré, soit à droite, soit à gauche : tout se passe absolument comme dans le cas de strabisme où l'œil est porté tantôt en dedans, tantôt en dehors, par l'action prédominante d'un muscle.

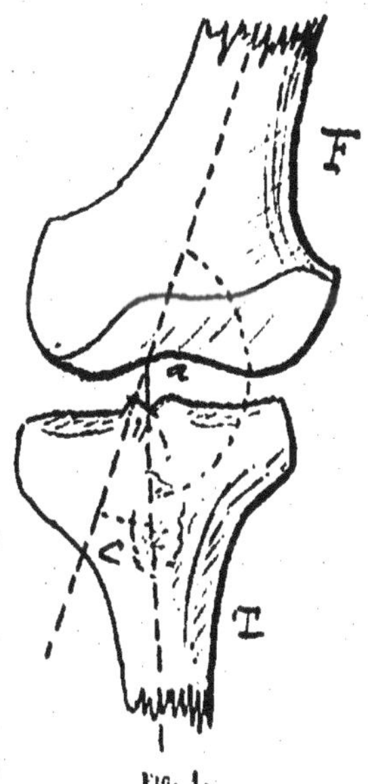


Fig. 1.

c. Angle complémentaire de l'angle externe (a) formé par les diaphyses du fémur et du tibia.

Dans le genu valgum, les ligaments internes et les muscles de la patte d'oie cèdent, et l'équilibre est rompu par les ligaments et les muscles externes, particulièrement le biceps qui attire la jambe en dehors.

3° Il est une troisième considération anatomique que je crois utile de vous rappeler, c'est la disposition, à l'état normal, des surfaces articulaires du genou. Quand on examine un fémur, on remarque que le condyle interne descend plus bas que le condyle externe, c'est là un premier fait ; il en résulte que la ligne qui joint les surfaces les plus inférieures des deux condyles est oblique, de dedans en dehors et de bas en haut, c'est cette ligne que Mickulicz a appelé la *ligne de base* du genou ; elle forme avec l'axe du fémur un angle appelé angle de base du genou ; quant au plateau tibial, sa ligne de base est à peu près parallèle à la ligne de base du fémur ; elle décrit aussi avec l'axe de la jambe un angle, appelé angle du tibia. Mickulicz a mesuré ces angles chez les sujets normalement constitués. Il est arrivé aux chiffres suivants : angle externe total formé par les diaphyses du fémur et du tibia, 170° à 177° ; angle normal du fémur, 80° ; angle du tibia, 90° à 98° (Voir fig. 2).

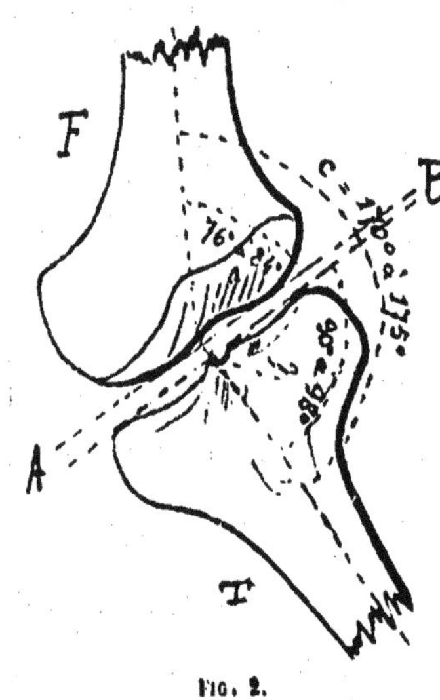


FIG. 2.
AB. Ligne de base du genou. — *a*. Angle de base. — *b*. Angle tibial. — *c*. Angle externe total.

Ces données sont utiles pour apprécier la déviation des axes du fémur et du tibia, surtout dans le cas de courbures rachitiques ; elles indiquent au chirurgien qu'il a à intervenir sur le fémur ou sur le tibia. Je ne me sers pas ordinairement de ces mesures ; j'emploie d'autres modes d'appréciation que je crois suffisants, et que je vous exposerai plus tard.

4° M. Tillaux considère le condyle interne du fémur comme formé de deux portions de sphères : l'une antérieure à rayon plus grand, l'autre postérieure à rayon plus petit. Entre les deux existe une sorte d'ancoche. En avant de l'ancoche, se trouve la partie du condyle en rapport avec le plateau tibial, mais seulement *dans la station verticale ;* en arrière, le condyle est en rapport avec le plateau tibial, mais seulement dans la *flexion complète* de la jambe sur la cuisse. On peut appeler la première, *surface de station*, et la seconde, *surface de flexion*. L'ancoche qui les sépare existait nettement chez notre petite opérée ; elle est souvent très accusée dans les cas de genu valgum. Il est un fait sur lequel les auteurs n'insistent pas assez et qui explique comment le genu valgum *est corrigé* par la flexion de la jambe sur la cuisse, — cette correction était absolue chez notre petite malade, comme je vous l'ai fait remarquer. — Si la portion du condyle interne qui est en avant de l'encoche est situé plus bas que la portion correspondante du condyle externe, il n'en est pas de même des extrémités postérieures des deux condyles. Elles sont à la même hauteur et *à peu près* sur le même plan vertical et transversal. Dans la première partie de son évolution sur les condyles fémoraux, le tibia tourne autour d'un axe (*ab*) oblique de bas en haut et de dedans en dehors. S'il continuait ainsi sa rotation il viendrait entre-croiser le fémur *en dedans*. Mais dès qu'il a passé l'angle droit, l'axe de rotation (*cd*) change et devient *à peu près horizontal*. Il vient donc se placer *directement derrière le fémur* (Voir fig. 3).

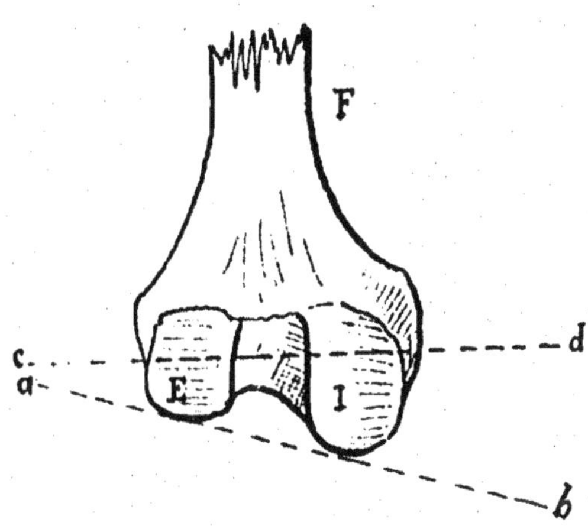


Fig. 3.

Face postérieure du fémur. — F. Fémur. — E. Condyle externe. — I. Condyle interne. — *ab*. Ligne de base du genou. — *cd*. Ligne de contact de la face postérieure des condyles (ou ligne de flexion), un peu oblique de dedans en dehors et d'arrière en avant.

Ces considérations anatomiques étant connues, il nous est maintenant facile de nous expliquer sur la pathogénie du genu valgum.

Le genu valgum apparaît à deux principaux âges de la vie, *dans l'enfance* jusque vers l'âge de 8 ans ; et dans une seconde période, l'*adolescence*, entre 15 et 21 ans. — Je pourrais ajouter qu'il y a une 3e période, car on rencontre des cas de genu valgum pendant l'âge adulte et même pendant la vieillesse; mais ce sont toujours des cas pathologiques ; le genu valgum est alors le résultat d'une cicatrice, il peut succéder à une contracture musculaire, à une fracture mal consolidée, à une maladie de la moelle épinière, etc. : nous laissons tous ces cas de côté.

De cette notion que le genu valgum ne se rencontre guère qu'à deux âges de la vie, nous sommes amené à lui reconnaître des causes souvent identiques : c'est cependant une erreur.

Dans l'enfance, le genu valgum s'accompagne des attributs du rachitisme qui a marqué ses stigmates, non seulement sur le genou, mais sur tout l'organisme ; c'est ainsi que chez notre petite malade, nous avons trouvé une tête plus grosse qu'à l'état normal, avec des saillies très prononcées des os du crâne ; pour ce qui est des autres signes de rachitisme, chapelets costaux, nouures des membres, etc..., ils font défaut dans notre cas, mais nous avons trouvé du côté du fémur, à son tiers inférieur, une courbure à convexité antérieure. Ces stigmates du rachitisme, il faut toujours les rechercher. Ils manquent quelquefois et il faut alors trouver au genu valgum une autre cause que le rachitisme. L'hérédité, la consanguinité doivent être prises en considération au point de vue étiologique ; on a aussi remarqué que les enfants longtemps tenus sur les bras sont souvent atteints de genu valgum. Celui-ci serait déterminé par l'action, sur le genou de l'enfant, de l'avant-bras de la personne qui le porte habituellement ; Redard a figuré un cas où cette donnée étiologique est indiscutable; mais presque toujours on a alors affaire à des enfants rachitiques.

Si chez les jeunes enfants jusqu'à 8 ans, on rencontre les stigmates du rachitisme, *il n'en est pas de même pour les adolescents ;* chez eux, il faudrait invoquer un rachitisme localisé au genou ; c'est pour expliquer la pathogénie de leur genu valgum que nous allons saisir l'importance des notions anatomiques que je vous ai exposées tout à l'heure. — Chez les adolescents, on constate que le genu valgum se produit dans la période de croissance des os, dans la période d'activité des cartilages de conjugaison et en particulier des cartilages de condyles fémoraux et du plateau tibial ; on remarque, en outre, que ce sont les jeunes gens, dont la taille augmente rapidement, dont la profession exige une station verticale prolongée, tels les menuisiers, les garçons de café, les épiciers, qui contractent le plus souvent le genu valgum. Eh! bien, que se passe-t-il chez ces jeunes gens? Deux choses : comme nous l'avons vu, à l'état normal, le condyle du fémur est porté en dedans, en raison de l'inclinaison de l'axe fémoral et de ce que nous avons appelé la ligne de base du genou ; pour maintenir l'équilibre, il est nécessaire que les muscles interviennent constamment dans la station verticale, ils se fatiguent bientôt et cette fatigue se porte particulièrement sur les muscles de la patte d'oie, dont la direction n'est pas favorable ; les muscles externes et particulièrement le biceps entraînent alors la jambe en dehors. Je puis donc dire que chez les adolescents, le premier trouble est *un trouble de statique* et j'ajouterai que c'est un trouble dans l'*accommodation* des forces musculaires. Mais suivons notre idée, que va-t-il se passer ensuite? Par suite de la fatigue, les muscles internes se sont donc relâchés et la jambe a été portée en dehors, c'est le condyle externe surtout qui a été en rapport avec le plateau tibial ; à ce niveau, le cartilage de conjugaison subit une pression trop considérable, permanente, il finit par s'atrophier ; et son atrophie entraîne celle du condyle fémoral: C'est un fait anatomique constaté par tous les auteurs, et que nous avons retrouvé chez notre malade, que le condyle interne est hypertrophié, tandis que le condyle externe a subi une atrophie marquée (1) (Voir fig. 4). Le second fait intéressant dans la pathogénie du genu valgum des adolescents est donc l'existence d'un *trouble dans le développement* des condyles fémoraux ; mais ce trouble n'est pas toujours dû au rachitisme, comme ont voulu l'admettre Mac Ewen et Mickulicz. — Il est intéressant de remarquer que la région atrophiée du condyle fémoral externe

---

(1) Cette atrophie du condyle externe a souvent une cause professionnelle. Elle était fréquente chez les fileurs de coton, qui poussaient avec le genou le chariot de leur métier. M. Haquin, notre élève, en a rapporté un remarquable exemple (*Bull. Soc. Anatomo-clinique*, 1887, p. 164).

est sa région antérieure ; c'est la seule qui, dans la position verticale, subisse une pression anormale ; sa portion postérieure ou surface de flexion conserve son volume normal : ce qui permet à la jambe, ainsi que nous l'avons dit, de revenir dans le plan de la cuisse, lorsqu'on la fléchit.

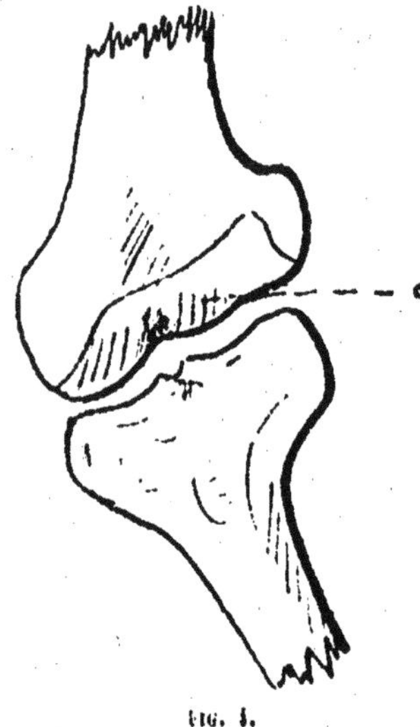


FIG. 1.

a. Partie atrophiée du condyle externe dans le genu valgum.

En résumé, le genu valgum est causé d'abord par un trouble dans la statique, par un défaut d'accomodation des forces musculaires et ligamenteuses qui avoisinent le genou ; puis par un trouble de nutrition et de développement des cartilages de conjugaison, qui entraîne une atrophie, les condyles fémoraux, particulièrement du condyle externe, partie antérieure.

Je m'arrête ici ; vous avez, dans ce qui précède, une pathogénie nette du genu valgum. Les auteurs, même les plus récents, distinguent encore les théories musculaire, ligamenteuse et osseuse . vous avez compris que tous ces éléments jouent un rôle dans la production du genu valgum, mais aucune des théories proposées isolément ne peut suffire à expliquer l'étiologie de la maladie qui nous occupe. L'insuccès constant des ténotomies faites pour remédier à la déviation, en est une preuve remarquable ; au contraire, comme je vous le montrerai dans une prochaine leçon, les ostéoclasies et les ostéotomies, qui, dans le cas de rachitisme, corrigent l'incurvation des os, et qui, chez l'adolescent, permettent d'amener au même niveau horizontal les condyles fémoraux, donnent des résultats très satisfaisants, tant au point de vue de la marche qu'au point de vue de l'esthétique.

# V.

## ÉQUINISME ET LUXATION FÉMORALE PAR LÉSIONS MÉDULLAIRES CONGÉNITALES

MESSIEURS,

Je vous présente une fillette de cinq ans, atteinte de pied-bot valgus équin et de luxation de la hanche, du côté gauche. Son histoire va vous être rappelée succinctement dans l'observation suivante, et l'interprétation des phénomènes pathologiques qu'elle présente me permettra de vous dire quelques mots de la pathogénie de ces deux affections. C'est en effet sur ce point que je veux le plus spécialement attirer votre attention. Vous verrez que ce n'est pas dans un but exclusivement scientifique que j'agis de la sorte. Nous devons en effet chercher, avant tout, à être utiles à nos malades. Mais la thérapeutique reposant sur le diagnostic, et en particulier sur le diagnostic pathogénique, l'examen détaillé que nous allons faire de ce cas, règlera notre ligne de conduite relativement au traitement.

Les parents de notre petite malade nous disent que le pied-bot avait été constaté dès sa naissance, et que la luxation de la hanche, si elle existait à cette époque, n'a pas été remarquée. L'enfant n'a eu, en fait de maladies, qu'une rougeole bénigne ; jamais on n'a observé chez elle de manifestations nerveuses, telles que convulsions, paralysies, etc.

La mère étant enceinte de trois mois fit une chute sur le siège, et prétend qu'à partir de ce moment, jusqu'à la fin de sa grossesse, l'enfant remuait beaucoup. L'accouchement du reste a été normal.

Quand l'enfant eût atteint 9 ou 10 mois, M. le Dr Samsœn tenta de redresser le pied par l'application de bandes roulées.

ses tentatives renouvelées plusieurs fois, pendant six mois environ n'amenèrent aucun résultat. La déformation allait au contraire en s'accentuant.

C'est vers l'âge de 15 mois que l'enfant commença à marcher; alors seulement *on s'aperçut de la luxation de la hanche*. Jusqu'à ce moment le membre gauche paraissait normal, à part la déformation du pied : il n'aurait commencé à s'atrophier que plus tard.

Pas d'antécédents héréditaires. Un autre enfant âgé de deux ans ne présente aucune difformité.

*État actuel.* — Ce qui frappe principalement quand on examine l'enfant *debout*, c'est la position hanchée qu'elle prend aussitôt. La hanche droite est haute et saillante; la gauche, basse et effacée. Le pli inguinal est très marqué à droite (la vulve est comme déviée de ce côté) ; il n'existe plus à gauche. Le membre inférieur gauche tout entier est atrophié et raccourci ; le pied gauche ne touche le sol que par sa moitié antérieure. Si l'on fait faire demi-tour à l'enfant, on est frappé de la saillie de la hanche et de la fesse droites, et de l'effacement des parties correspondantes du côté gauche. La saillie droite est compensée, dans la région dorsale, par une déviation de la colonne vertébrale, qui forme une convexité très marquée à gauche.

Si l'on fait marcher la petite malade, on s'aperçoit que le corps s'abaisse fortement à gauche, chaque fois que le membre du même côté touche le sol. La cuisse remonte vers le bassin, ce qui est surtout remarquable quand on regarde l'enfant en arrière. Le segment crural paraît alors pénétrer de bas en haut dans la fesse du même côté, (mouvement comparé par les auteurs à l'emboitement des tubes télescopiques).

Ces particularités font penser à la luxation de la hanche dans la fosse iliaque externe, bien que la direction du pied n'éveille pas de primo abord cette idée. Ce dernier, en effet, est *en valgus équin ;* il est fortement courbé sur son bord externe ; la fossette astragalo calcanéenne est exagérée ; et, dans la station debout, en raison de la courbure en question de l'équinisme, et d'un relèvement léger du bord externe du pied, ce dernier ne touche le sol que par la moitié antérieure de son bord interne. Cette déviation du pied n'a pas été sans influence sur l'aspect général du membre inférieur. C'est elle probablement qui nous explique l'effacement du pli de l'aine, alors que, dans la luxation iliaque, ce dernier se trouve en général accentué.

Si l'enfant étant *couchée*, on palpe la région de la hanche, voici ce que l'on constate. Le trochanter, le col et la tête du fémur font saillie, sous les muscles fessiers frappés d'atrophie.

La tête fémorale occupe la partie inférieure de la fosse iliaque externe ; là, on peut facilement la sentir, la contourner avec les doigts ; *elle semble d'un volume normal*. On communique à l'article tous les mouvements qui lui sont propres. Dans le mouvement de flexion avec abduction, on détermine à un certain moment, un claquement perceptible à l'audition et au toucher. Il en est de même dans la flexion avec adduction; il est probable que la tête à cheval sur ce qui reste du sourcil cotyloïdien passe, dans le premier cas, dans la cavité cotyloïde elle-même, et dans le second cas, se porte dans la fosse iliaque externe.

L'affection de cette enfant *n'est pas un pied-bot valgus équin ordinaire.* — Qu'il soit, valgus ou varus, talus ou équin, le pied-bot a son origine dans un trouble de nutrition du pied, ou survient secondairement à une autre affection. Il y a, en d'autres termes, un *pied-bot congénital, et un pied-bot accidentel.* Le premier, celui que nous rencontrons le plus souvent en clinique, est une malformation primitive, instituée ou tout au moins commencée pendant la vie intra-utérine. On l'a attribué longtemps à des *compressions* subies par le fœtus dans le sein de sa mère (théorie mécanique) à *des rétractions musculaires* (théorie dynamique) ; mais on est généralement d'accord actuellement pour le rattacher à un *arrêt de développement* portant sur certains points du squelette du pied. J'ai rapporté un cas fort démonstratif à cet égard, à la Société de chirurgie, en 1886.

Le pied-bot accidentel, survenant après la naissance, a sa cause dans une maladie déterminée qu'il a été le plus souvent facile d'observer : cicatrices vicieuses ; inégalité de longueur des membres inférieurs résultant d'une affection osseuse ou articulaire (ostéites, ostéo-arthrites) et surtout affections détruisant l'équilibre musculaire du pied (lésions nerveuses, paralysie infantile, etc.). Cette influence des altérations neuro-musculaires est tellement manifeste, que l'on peut décrire spécialement le *pied-bot paralytique* en opposition avec le *pied-bot congénital*, et rejeter dans un troisième groupe sous la rubrique de *variétés rares*, les cas qui ne rentrent pas dans l'une ou l'autre de ces deux grandes classes. Il est facile de voir que notre cas n'est pas une de ces exceptions. Nous n'observons ici ni cicatrisations difformes, ni lésions osseuses ou articulaires du pied, etc. Nous sommes donc en présence d'un pied-bot congénital ou d'un pied-bot paralytique.

Le pied chez cette enfant repose en grande partie sur son bord interne et d'autre part la pointe en est déjetée en dehors, de telle façon que d'abord, on serait tenté d'en faire un pied-bot valgus congénital ordinaire. Mais je vous prie d'observer les particularités suivantes : 1° Le pied est en équinisme assez prononcé ; le talon est relevé, le tendon d'Achille forme une corde rigide ; 2° *la tête de l'astragale ne fait pas sur le dos du pied la saillie que nous sommes habitués de rencontrer* dans le cas de pied-bot varus ou valgus congénital, et qui résulte, vous le savez, d'une luxation complète ou incomplète de cet os ; 3° le pied ne repose sur son bord interne que dans la moitié antérieure, et c'est l'avant-pied seulement qui est déjeté en dehors. D'ailleurs en y regardant de près, on voit que ce n'est pas uniquement sur le bord interne que le pied repose, mais encore sur la moitié adjacente de la face plantaire. Or, dans le cas de valgus congénital, le pied n'est pas en équinisme aussi prononcé. *L'astragale par suite des mal-*

*formations osseuses est plus ou moins luxée et fait une saillie très appréciable;* le pied au bout d'un certain temps se renverse complètement: il touche le sol par son bord interne ou sa face dorsale, et l'on voit les effets de cette déviation dans l'existence d'un *calus* plus ou moins épais, au point qui supporte le plus directement le poids du corps, c'est-à-dire au niveau du tubercule scaphoïdien.

Dans notre cas rien de semblable. On constate une atrophie manifeste de chacun des os du pied: mais elle est régulière, proportionnelle pour chacun d'eux; il n'y a ni contorsions, ni déformations spéciales à quelques uns d'entre eux. — Nous sommes donc, de par ce premier examen, portés à croire que nous avons affaire à la deuxième variété de pied-bot, celle qui reconnait pour cause autre chose que des altérations osseuses primordiales. L'équinisme serait dû à une atrophie avec rétraction du triceps sural et des péroniens latéraux, atrophie et rétraction consécutives à une paralysie; le valgus serait déterminé par la contracture des muscles extenseurs des orteils. Nous constatons en effet une atrophie considérable du mollet (du côté sain, la circonférence mesure 19 cent.; du côté malade elle n'atteint que 17 cent.), une atrophie légère de la cuisse (circonférence du côté sain = 28 cent.; du côté malade = 27 cent.). Quant aux muscles de la fesse, ils sont pour ainsi dire complètement disparus.

D'un autre côté, existe-t-il des lésions concomitantes, pouvant donner crédit à cette hypothèse de désordres survenus sous l'influence d'une maladie nerveuse? Oui, et elles sont évidentes. C'est d'abord le squelette du pied qui est manifestement peu développé. Le pied du côté sain a une longueur et une circonférence qui indiquent, pour le côté malade une atrophie de 2 ou 3 centimètres. Il en est de même du squelette de la jambe (distance du condyle interne à la pointe de la malléole correspondante = du côté sain 21 cent. 5, du côté malade 20 cent. seulement). A la cuisse nous trouvons un raccourcissement de 4 cent. (les longueurs étant prises de l'épine iliaque antéro-supérieure au condyle interne on a 32 cent. pour le côté sain, 28 cent. pour le côté malade). Enfin la charpente osseuse du bassin a elle-même subi, du côté malade, un arrêt de développement, et cela, joint à la disparition à peu près complète des fessiers, a déterminé une luxation de la hanche: la tête fémorale occupe la fosse iliaque externe.

Quelle est la filiation des différents accidents que nous observons chez notre petite malade? Selon moi, Messieurs, tout dépend d'une affection qui a retenti à l'origine sur le membre inférieur *tout entier*. Cette affection est *la paralysie infantile*. C'est elle qui a entraîné l'atrophie musculaire, et secondairement la luxation du fémur sur l'os coxal ; c'est elle qui a été la cause des déformations du pied.

Je sais bien qu'on pourrait interpréter les choses d'une autre manière, et dire que l'enfant est née avec une luxation congénitale, ayant occasionné l'atrophie des fessiers et la position du pied en valgus, cette dernière n'étant que le résultat de l'effort fait par l'enfant pour corriger les effets de la luxation.

Cette manière d'envisager les choses ne me paraît pas être la vraie pour les raisons suivantes. D'abord la luxation congénitale vulgaire s'accompagne très rarement de l'atrophie des fessiers, des muscles de la cuisse et de ceux de la jambe. Surtout on ne connaît point de cas où cette lésion articulaire amène un tel arrêt de développement dans le squelette. La luxation congénitale commune ne produit généralement pas de tels désordres. C'est une affection dont les parents ne s'aperçoivent que fort tard, au moment où l'enfant fait ses premiers pas, quand ce n'est pas le médecin qui la leur fait remarquer ; les muscles de la fesse et du membre inférieur tout entier sont bien développés.

*Il faut, en effet distinguer plusieurs variétés de luxations congénitales*. C'est d'abord celle qui sont dues à une affection articulaire chez le fœtus (hydarthrose ou arthrite fongueuse).

C'est le 1^er^ groupe, ou *luxations congénitales par arthrite congénitale.*)

Puis, celles qui sont attribuables à un arrêt de développement de l'os des îles ou de la tête du fémur. Dans ces cas, la cavité cotyloïde n'existe pas ; elle est représentée par une sorte de saillie en crête formée par la soudure prématurée des trois segments osseux composant l'os iliaque ; la tête fémorale est atrophiée, son point d'ossification ne s'est développé que d'une façon incomplète.

Cette variété forme le 2e *groupe*, ou *groupe des luxations congénitales par arrêt de développement osseux.*

Il est enfin des cas où la lésion primitive porte sur les muscles péri-articulaires, qui sont atrophiés et dégénérés.

C'est dans le 3e *groupe* (*luxations congénitales par atrophies musculaires*), bien étudié par M. Verneuil et M. Reclus que rentre notre cas. Le sourcil cotyloïdien existe, la tête également ; elle est même bien développée. Remarquez, au contraire, l'atrophie considérable de tous les muscles fessiers, l'aplatissement de toute la région.

Vous savez, Messieurs, et c'est à Duchenne (de Boulogne) que nous devons cette notion, que les muscles constituent les liens actifs des articulations ; les luxations spontanées se produisent quand les muscles qui entourent l'article sont dégénérés ; la capsule articulaire s'allonge et permet le déplacement. Souvent, vous avez eu l'occasion d'observer de ces luxations spontanées de l'épaule, à la suite de l'atrophie du deltoïde.

C'est ce qui s'est produit dans notre cas. Ce n'est pas la luxation congénitale qui a amené l'atrophie, mais bien *l'atrophie des fessiers, qui est la cause de la luxation.*

Il nous reste à prouver maintenant que le pied-bot n'est pas la conséquence de la lésion coxo-fémorale. Je sais que, dans les luxations de la hanche, le pied tend au moment de la marche à corriger les effets du raccourcissement du membre. Mais alors il se met en *équin pur*, et non en équin valgus comme dans notre cas. Pour qu'il se soit mis en valgus, il faut qu'une autre cause soit intervenue, et cette cause est pour notre fillette la paralysie du triceps sural et des péroniers latéraux, qui n'opposent plus leur action à celle des extenseurs du pied. Ces muscles ont été paralysés par la lésion médullaire, comme ceux de la hanche, et à la même époque : la déviation du pied est secondaire, *post-paralytique*.

En résumé voici la filiation des accidents : paralysie infantile intra-utérine, atrophie des fessiers, d'où *luxation iliaque ;* atrophie et rétraction des muscles postérieurs de la jambe, d'où *position du pied en équin valgus*. L'atrophie concomitante de tout le squelette, du membre inférieur, de l'os iliaque, du fémur, des os de la jambe et du pied, *est sous la dépendance de la lésion médullaire*, qui a atteint et atrophié les muscles.

Nous nous proposons, chez cette enfant, d'abord de corriger l'équinisme par la section du tendon d'Achille, et le varus, par celle des extenseurs, que vous voyez saillants sur le dos du pied. — Lorsque ce premier résultat sera obtenu, nous appliquerons un corset de Sayre plâtré, descendant très bas, de façon à couvrir les régions trochantériennes, et à empêcher le fémur du côté malade de se déplacer, de remonter sur le bassin. Nous devons plusieurs cas de guérison des luxations congénitales de la hanche à l'emploi de cette méthode, chez les enfants encore jeunes. La tête du fémur reste appliquée en face de la région cotyloïdienne, et s'y creuse un lit ; elle ne remonte plus, sans doute parce que la capsule se rétracte ; la saillie du trochanter est un peu atténuée ; la cambrure lombaire disparaît complètement, et la claudication , si disgracieuse est améliorée et corrigée, si on fait usage de chaussures, suffisamment élevés du côté malade.

Il faudra naturellement ajouter à ces moyens le massage et l'électrisation des muscles atrophiés. (1)

---

(1) Cette enfant a été revue deux ans après la leçon ci-dessus. L'attitude vicieuse du pied est parfaitement corrigée; et bien qu'elle ne porte plus de corset, la claudication est pour ainsi dire nulle, grâce à une chaussure plus élevée du côté malade. Elle fait de longues courses sans fatigue.

# VI.

## DES LAPAROCÈLES OU HERNIES LATÉRALES DE L'ABDOMEN

Messieurs,

On désigne sous le nom de *laparocèles*, les hernies qui se font sur les parties latérales de l'abdomen, dans *les flancs* proprement dits, depuis le bord externe des muscles droits, jusqu'au bord postérieur du muscle grand dorsal. Cette dénomination, créée par Ferrand dans sa thèse de 1881, est préférable à celle de *hernies ventrales*, adoptée par la plupart des auteurs ; elle permet de distinguer les hernies qui vont nous occuper, des hernies de la ligne blanche qui ont une physionomie spéciale, sur laquelle, récemment encore, Oscar Witzel appelait l'attention, dans un article analysé dans la *Semaine médicale*.

Les laparocèles ne sont pas décrites dans les anciens auteurs ; Lachausse seul en fait mention en 1746. — Astley Cooper, avec le genre anecdotique propre aux auteurs anglais, en rapporte trois observations intéressantes. Scarpa, pourtant si bon observateur sur ces sujets, n'en parle pas. Un article dans la pathologie externe de Follin et Duplay, une thèse inaugurale de Reignier en 1879, une revue statistique de Makroski en 1879, et surtout la thèse de J. Ferrand en 1881, enfin une remarquable observation de Terrier, trois observations de Daniel Mollière à la Société de chirurgie, c'est tout ce que vous trouverez. Gosselin, dans son traité des hernies, passe cette variété sous silence.

Ce n'est pas, cependant, que ces hernies soient absolument rares, et que leur étude soit dénuée d'intérêt : elles sont moins une exception que la hernie obturatrice et la hernie de J. L. Petit, que tous les auteurs décrivent ; elles donnent lieu, au point de vue de leur mécanisme et de l'intervention chirurgicale, à des observations spéciales. Je vais essayer de vous les faire connaître, en quelques mots.

Au point de vue étiologique, les laparocèles sont *traumatiques* ou *spontanées*.

Dans le premier cas, elles succèdent soit à des ruptures par coups ou contusions des muscles, ou de l'aponévrose de l'abdomen, la peau et les parties superficielles restant intactes ; soit à des plaies de la paroi abdominale. Nous laisserons de côté l'issue immédiate des viscères, lorsque la plaie est pénétrante : il ne s'agit pas alors d'une hernie proprement dite : il arrive quelquefois que l'éxérèse traumatique n'a compris que les plans superficiels de la paroi, et l'intestin repoussant le péritoine et les plans profonds vient faire hernie entre les lèvres de la plaie ; la hernie est transitoire, et peut être réduite avant la réunion des parties déchirées. — La vraie *laparocèle traumatique* est celle qui survient après la période de cicatrisation, lorsque la cicatrice cède peu à peu à la presse abdominale, se distend, et fait partie, plus ou moins, des enveloppes de la hernie. Une opération chirurgicale, l'ablation d'une tumeur, par exemple, peut être suivie d'une semblable hernie.

Les *laparocèles spontanées* sont la conséquence d'une altération pathologique de la paroi, ou d'une disposition anormale de sa structure.

Les grossesses répétées, les tumeurs abdominales, les kystes, l'ascite, distendent et relâchent les parois, et sont causes adjuvantes.

De même agissent certaines lésions vitales et organiques : on a cité des laparocèles consécutives à des furoncles, à des anthrax, à des abcès de la paroi abdominale. C'est à cette variété qu'appartient la tumeur de la malade que nous venons d'opérer devant vous, et qui est le point de départ de cette étude clinique. Vous vous rappelez qu'en l'interrogeant, cette malade nous a dit que, vers l'âge de 18 ans, (elle a maintenant 21 ans), elle fit une maladie grave : elle eût une inflammation profonde de l'abdomen dont elle ne peut préciser la nature; il survint une collection purulente vaste et profonde, qui vint s'ouvrir à la peau. Déjà, à cette époque, l'abcès n'était pas complètement cicatrisé; elle observa plusieurs fois qu'une petite boule venait faire saillie à son niveau, surtout dans les efforts de toux. On voit aujourd'hui, du côté gauche, en dehors de l'extrémité inférieure du muscle droit, à deux travers de doigts au-dessus de l'arcade de Falloppe, une cicatrice ovalaire, de la grandeur d'une pièce de cinq francs; la hernie siège au-dessus et au dehors de cette cicatrice. Nous insisterons tout-à-l'heure sur ses caractères cliniques. Pour le moment, nous voulons seulement vous faire remarquer qu'il s'agit bien, en l'espèce, d'une laparocèle consécutive à un abcès; et le toucher vaginal, aidé du palper bi-manuel, nous a permis de reconnaître l'existence d'un cordon fibreux épais, d'une adhérence allant de la cicatrice abdominale, à la corne utérine correspondante; c'est la trace manifeste de la lésion primitive, qui a été évidemment une phlegmasie péri-utérine, ouverte à la paroi abdominale.

Dans l'observation de Daniel Mollière, il s'agissait aussi d'une laparocèle consécutive à une phlegmasie utérine; elle était étranglée; et l'ouverture abdominale occupait la même région : ce qui semble indiquer que c'est là, un lieu d'élection, pour l'ouverture des phlegmons d'origine utérine.

On ne trouve, qu'*exceptionnellement*, une lésion pathologique, à l'origine des *hernies latérales spontanées* de l'abdomen.

Il y a des laparocèles qui sont survenues peu à peu, et sous l'influence des causes soit physiologiques, soit anatomiques, qui président à la formation de toutes les hernies. Nous laisserons de côté les causes générales, physiologiques ou autres, telles que les efforts, l'amaigrissement, la distension etc., pour n'envisager que les dispositions dans la structure des plans abdominaux, qui favorisent l'éclosion et l'évolution de ces hernies.

A cet égard, lorsqu'il s'agit des hernies les plus connues, telles que les hernies crurales, inguinales, ombilicales, les pathologistes insistent beaucoup sur le rôle des orifices naturels, normaux ou accidentels qu'offre la paroi abdominale. Celle-ci se laisse traverser par les intestins, qui trouvent devant eux, en quelque sorte, une porte entr'ouverte, qu'ils n'ont qu'à forcer pour faire issue. Ces orifices naturels sont parfois élargis par des distensions antérieures, ou sont trop grands anormalement ; souvent de petits pelotons adipeux les occupent : ils fondent dans l'amaigrissement, et laissent l'orifice trop grand ; ou, ils augmentent de poids, et attirent peu à peu une petite portion du péritoine, qui se déprime, forme un cul-de-sac où vient s'engager l'intestin.

Existe-t-il une *disposition semblable* pour les laparocèles spontanées ? Sur les côtés de l'abdomen trouve-t-on des orifices naturels anormalement développés chez certains sujets, par où peuvent s'engager des hernies ? — Pour répondre à cette question, il y a d'abord une remarque à faire : les hernies latérales de l'abdomen, occupent dans la plupart des cas, lorsqu'elles sont spontanées, une *région spéciale des flancs*. Elles sont situées *dans la région sous-ombilicale* de la paroi, entre le bord externe du muscle droit, et l'épine iliaque antérieure et supérieure. Lorsqu'on veut préciser davantage leur point d'origine, on peut dire qu'elles répondent à la région occupée par la partie du fascia transversalis, qui est située au-dessous de l'aponévrose profonde du muscle transverse. Les auteurs, dans la plupart des cas, mentionnent que leur pédicule, ou que l'orifice qui leur donne issue, répond : 1° au bord externe du muscle droit ; — 2° ou est situé plus en dehors, au voisinage des insertions des fibres du muscle transverse à son aponévrose.

Les *laparocèles internes*, s'engagent sous le rebord arciforme, près du bord du muscle droit de la ligne de

Douglas, c'est du moins ce que signale Astley Cooper dans ses observations : la hernie de notre malade, bien qu'elle eut une origine pathologique, était dans la même région. La ligne ou repli-arciforme de Douglas, n'est autre que bord inférieur de l'aponévrose du muscle transverse. Cette aponévrose cesse brusquement au niveau du tiers inférieur du muscle ; les fibres inférieures décrivent une arcade à concavité inférieure et externe, dont le bord interne presque vertical, descend derrière le tendon du muscle droit, et derrière la ligne blanche, et dont le bord externe reçoit les fibres charnues du muscle : au-dessous de la concavité de l'arcade et s'y fixant, se voit, lorsqu'on a enlevé de sa gaine le muscle grand droit, le fascia transversalis. Il résulte de cette disposition qu'entre l'arc de Douglas, correspondant environ à une ligne horizontale située à deux travers de doigts au-dessous de l'ombilic, et l'arcade de Falloppe, la *paroi abdominale est assez mince,* et qu'immédiatement en dehors du bord du muscle droit, elle n'est formée que de deux plans membraneux : le fascia transversalis, et l'aponévrose du grand oblique. Il n'est pas rare de voir chez certains individus, cette région des flancs, se laisser distendre, et former une saillie spéciale, une sorte d'*éventration latérale*

Les *laparocèles externes* occupent un autre point de la même région abdominale : elles sont situées plus en dehors, plus loin du bord externe du muscle droit. Elles répondent à la *ligne de Spiegel.* Cette dénomination, que nous trouvons dans Follin et Duplay, et qui a été reproduite, a une origine qui nous est inconnue. La ligne de Spiegel correspond au point d'intersection des fibres charnues du muscle transverse, avec les fibres aponévrotiques, depuis le rebord des fausses côtes, jusqu'à la partie inférieure de l'aponévrose ; elle forme une demi-ellipse dont la concavité regarde en dedans, et qu'on voit parfaitement dans la dissection classique des muscles abdominaux. Sur cette ligne d'intersection existeraient une série linéaire de pertuis vasculaires, qui livrent passage aux branches des artères intercostales et lombaires, qui vont dans les muscles droits, ou à la partie superficielle de la paroi abdominale. L'exactitude de cette disposition anatomique mériterait d'être vérifiée. Ferrand aurait seulement constaté qu'au voisinage de cette ligne, souvent les fibres de l'aponévrose s'écartent, laissent entre elles des orifices, comblés ou élargis par de petits pelotons adipeux.

D'après les données, le mécanisme des laparocèles serait celui de toutes les hernies : agrandissement d'un orifice normal de la paroi, favorisé par l'action de pelotons adipeux, et par la faiblesse de la paroi, dans la région du fascia-transversalis.

Ce n'est pas seulement au point de vue de leur siège anatomique, que les laparocèles offrent des particularités. La situation qu'elles occupent dans les plans de la paroi abdominale, la forme de leur sac et de son collet, son contour, la façon dont elles s'étranglent méritent quelques brèves considérations.

Tantôt la tumeur observée est *superficielle* et arrive sous la peau ; tantôt elle est *interstitielle*, et pour arriver jusqu'à elle, on trouve après la section de la peau, qu'on avant d'elle, passe l'aponévrose du grand oblique. Souvent même une portion de la hernie est sous la peau, l'autre est sous l'apnoévrose. La tumeur s'est formée en deux temps ; l'intestin a d'abord traversé l'orifice du fascia ou de l'aponévrose du transverse, s'est plus ou moins étalée au-dessus d'elle, et à l'occasion d'un second effort, a éraillé l'aponévrose du grand oblique, pour venir sous la peau. On peut distinguer, en somme, trois variétés dans les laparocèles : 1° Une petite tumeur difficilement appréciable à la vue et au toucher, une toute petite anse d'intestin est pincée dans l'orifice de l'aponévrose du transverse : *pointe de laparocèle* — le diagnostic est difficile et on croit à des accidents d'étranglement interne. 2° La tumeur s'est étalée entre les deux aponévroses, sous l'aspect d'une tumeur aplatie, d'une demi-sphère, comme dans la hernie inguino-interstitielle : *laparocèle interstitielle*. 3° La tumeur est formée de deux parties, l'une interstitielle, ordinairement la plus grosse, l'autre sous-cutanée plus petite, et occupant une partie déclive par rapport à la première : *laparocèle à double sac*, ou *tête de brioche*, etc.

Le sac dans les hernies latérales fait défaut, si les viscères à la suite d'une plaie du péritoine sont venus faire issue au dehors ; il est représenté par du tissu cellulaire condensé, souvent creusé de loges secondaires. Dans les hernies anciennes et volumineuses, il est atrophié et très aminci par distension. Il a tantôt la forme d'un doigt de gant, d'un champignon dont la queue est représentée par le collet, ou d'une cavitée bilobée en forme de brioche, selon que la laparocèle appartient à une des trois variétés que nous avons signalées. Le collet est simple ou multiple, selon que la tumeur est simple ou bilobée : le premier collet répond alors à l'orifice du transverse, le second à l'aponévrose du grand oblique, *L'agent d'étranglement* est souvent fourni par les fibres arciformes de Douglas, ou par l'un ou l'autre des deux anneaux fibreux des aponévroses ; mais parfois, aussi, il occupe l'intérieur du sac et est représenté par une bride péritonéale, un repli de l'épiploon ; Ferrand rapporte une observation où les accidents étaient dus à un valvulus ou torsion de l'anse intestinale dans l'intérieur du sac. — Chez notre malade le sac, qui avait la forme d'un gâteau aplati du côté du ventre, convexe et lobé du côté de la peau, était mince, membraneux, surtout au niveau des saillies ; à l'intérieur existaient des brides saillantes constituées par des replis en croissant ; des sillons séparaient les lobes extérieurement : son collet, très large, admettait trois doigts ; on sentait à travers la séreuse les rebords tranchants de l'ouverture ovalaire fibreuse, et en dedans le bord externe du muscle grand droit, ramassé déjà sur lui-même pour former son tendon pubien. — Les parties contenues dans les sacs des laparocèles sont ordinairement des anses d'intestin grêle, quelquefois le cœcum et le colon ;

l'épiploon en fait souvent partie, a des prolongements, des brides, qui dans beaucoup de cas adhèrent aux parois du sac, et peuvent être des agents d'étranglement. Les adhérences sont fréquentes, car la tumeur est plus exposée qu'en toute autre région, aux frottements extérieurs. Dans notre cas, le sac présenta une dissection pénible, à une distance de 2 à 3 centimètres. Au pourtour de l'anneau, il y avait de nombreuses adhérences externes.

Au point de vue des symptômes et du diagnostic, les laparocèles doivent être divisées en petites, moyennes ou grosses. Les petites ne font aucune saillie, ne sont pas visibles à l'extérieur, elles consistent, avons nous dit, en une dépression au doigt de gant du péritoine, où vient loger une anse intestinale de 3 ou 4 centimètres. Chez les sujets gras aucune saillie n'apparaît dans la paroi : le doigt placé par hasard à leur niveau peut percevoir le gargouillement, si on fait rentrer l'anse. Les troubles consistent dans une douleur fixe en un point de la paroi abdominale, parfois avec irradiations ; dans des sensations de tiraillement intestinal au moment des efforts, quelquefois de la constipation, de la diarrhée et même des nausées et des vomissements. Souvent, signe important, ces troubles s'atténuent et disparaissent par le décubitus dorsal. Si les petites hernies s'étranglent, elles donnent lieu à tous les signes de l'étranglement herniaire, sans qu'on puisse trouver de tumeur au niveau des orifices ordinaires des hernies ; *elles simulent un étranglement interne*. Il faut, dans les cas douteux, après l'examen des régions ordinaires, rechercher s'il n'y a pas quelque empâtement, quelque sensibilité dans les lieux d'élection des laparocèles, que nous avons indiqués précédemment.

Les laparocèles moyennes ont le volume du poing ; elles sont aplaties et peu saillantes, si elles sont encore intra-pariétales : quelquefois elles sont bilobées, en tête de brioche ; on peut réduire facilement le premier lobe de la tumeur, qui est sous-cutané ; la réduction du second offre plus de difficultés. Il faut ensuite explorer les orifices d'entrée, superficiel et profond, s'il est possible.

Les grosses laparocèles qui peuvent avoir le volume d'une tête de fœtus, des deux poings et plus, sont ordinairement sous-cutanées et d'un diagnostic facile.

La tumeur tend à glisser sous la peau et à gagner les parties déclives ; elle donne lieu alors à des tiraillements intestinaux, à des troubles gastriques.

Le traitement des laparocèles non-étranglées est analogue à celui des hernies en général. Il faut les réduire par le taxis, et les contenir par un bandage approprié. Quelques remarques seulement sont à faire. Dans les petites hernies, le bandage sera semblable à celui de la hernie ombilicale ; pelote ovalaire, avec une saillie centrale comblant l'orifice. Le professeur S. Duplay signale une ceinture, qui lui a été utile dans un cas. Si la hernie a des adhérences et est difficilement réductible, la pelote doit être concave. Dans les grosses hernies, on peut faire usage d'une ceinture ventrière avec pelote appropriée. Si la hernie est bilobée et volumineuse, faire le taxis à pleines mains, de bas en haut, refouler circonférentiellement la tumeur, sans décoller les plans abdominaux ; car elle a une partie interstitielle ; ne pas oublier que la partie superficielle réduite, il en existe ordinairement une seconde plus profonde.

Les laparocèles sont-elles susceptibles d'une cure radicale ? Celle-ci est souvent indiquée, car la tumeur est exposée à des froissements perpétuels, contracte aisément des adhérences qui la rendent irréductible ; il y a fréquemment des troubles intestinaux, des douleurs ; la ceinture tient mal et est souvent gênante. *Il existe donc des raisons nombreuses pour faire la cure radicale.* Elle nous fut demandée par notre malade, jeune encore, et ennuyée de porter un bandage.

Dès qu'on a résolu d'entreprendre l'opération, il ne faut pas oublier que souvent le sac aura des adhérences extérieures, que les anses intestinales pourront en présenter avec le sac, et que parfois la dissection sera difficultueuse.

Après résection du sac, l'avivement et la suture des orifices aponévrotiques, devront être faits soigneusement.

Il faut ainsi que nous l'avons fait, préférer la suture abdominale à plans superposés : sutures à points séparés, ou continus pour le péritoine, sutures des orifices fibreux et des aponévroses divisées au catgut ; suture aux crins de Florence, pour la peau, comme dans la laparotomie. On fera bien, dans ce cas, d'imiter la conduite de Pozzi, après les opérations abdominales : passer d'abord les sutures aux crins de Florence à travers toute l'épaisseur de la paroi, sans les nouer ; les maintenir seulement par des pinces à forci pressure ; puis faire les sutures à points continus au catgut ; enfin serrer et nouer les crins de Florence. Chez notre malade, par une suture à étages superposés, nous avons obtenu une cicatrice, en crête sous-cutanée, très solide.

Les laparocèles étranglées sont justiciables, dans quelques cas, de la laparotomie médiane, le plus souvent de la kelotomie ou mieux de la kélo-laparotomie. La laparotomie médiane n'est guère indiquée que dans les petites hernies, dans les pincements, lorsqu'en présence de symptômes d'étranglement, on hésite entre un étranglement interne et un pincement herniaire. On ouvre alors sur la ligne médiane, on introduit la main dans l'abdomen, et on va derrière la paroi dégager l'anse serrée dans l'anneau fibreux. Terrier a dû un beau succès à cette manière de faire, dans un cas où l'obscurité du diagnostic était profonde, à cause de l'absence de toute saillie appréciable dans la paroi, chez un individu assez gras, présentant des symptômes graves d'étranglement. La conduite du chirurgien est analogue à celle qu'il doit tenir dans les hernies pro-péritonéales, dans les hernies intra-abdominales.

Dans les autres circonstances, la kelotomie ou la kelo-laparotomie est préférable : car si les anses intestinales ont contracté des adhérences dans le sac, on ne peut les attirer par l'intérieur de la cavité abdominale ; d'autre part, l'agent d'étranglement peut siéger à un anneau fibreux inaccessible de ce côté ; enfin l'ouverture du sac par l'extérieur permet de se rendre un *compte exact* de l'état anatomique des anses intestinales étranglées, avant leur réduction dans la cavité abdominale.

## VII.

### SUR UN CAS D'EXSTROPHIE DE LA VESSIE, TRAITÉ PAR LA SUTURE MARGINALE (1)

---

I. — L'exstrophie vésicale présente des variétés nombreuses dans son étendue et dans sa forme, sur lesquelles Hache a appelé, dans ces derniers temps, l'attention par un intéressant mémoire publié dans la *Revue de Chirurgie* (mars 1888).

Dès le mois de mai 1887, nous avons eu l'occasion d'observer et de traiter un cas particulier d'exstrophie vésicale, qui, bien que la hernie du viscère fut complète, nous permit d'employer une méthode peu connue et parfaitement rationnelle, qui pourra sans doute être généralisée et utilisée dans des circonstances semblables. Notre opération a consisté dans une réfection complète de la cavité vésicale et du canal de l'urèthre. Nous avons été conduits à tenter cette restauration, par la disposition particulière de la brèche des parois abdominales, et aussi, par une idée théorique que nous devons faire connaître en quelques mots.

La plupart des auteurs qui décrivent l'exstrophie, indiquent que c'est la paroi postérieure de la vessie qui vient faire hernie à travers la perte de substance, qu'elle est saillante, qu'elle bombe au dehors, surtout sous l'influence des efforts abdominaux, et forme une saillie rouge, tomenteuse, dont ils comparent le volume à une mandarine, à une pomme, etc.

Dans nombre de cas, selon nous, ainsi qu'il est possible de s'en convaincre par la lecture des observations, c'est la cavité

---

(1) Mémoire communiqué à la Société de Chirurgie, en 1889.

vésicale *toute entière*, mais la cavité *éversée*, retournée sur elle-même de manière à présenter sa face muqueuse, qui vient ainsi faire hernie. Sans doute, la vessie frappée d'arrêt de développement, comme toute la région circonvoisine, est loin d'avoir le volume normal, qu'elle devrait présenter à l'âge du sujet observé : elle est petite, *infantile*, en quelque sorte. Mais elle a une cavité de forme régulière : ce dont on peut se convaincre en réduisant l'éversion.

De là, à entreprendre la réfection de la cavité existante, il n'y a qu'un pas : il suffit de détacher les bords adhérents de la vessie du pourtour de la fente abdominale, et de les suturer l'un à l'autre ; par dessus la cavité vésicale ainsi reconstituée, on fermera par autoplastie, par glissement, la brèche abdominale.

C'est ce que nous avons entrepris avec succès dans l'observation que nous avons l'honneur de communiquer à la Société de Chirurgie.

Cependant nous ne voudrions pas qu'on se méprît sur notre opinion, et laisser croire que notre procédé est facilement applicable dans tous les cas, et peut être substitué toujours aux opérations si ingénieuses de Richard, d'Ayres, de Wood, de Lefort surtout. Refaire la cavité vésicale, dût-elle garder un petit volume, nous paraît plus satisfaisant, dans les cas où cela est possible, que de combler la brèche par des lambeaux autoplastiques qui ne tendent, que par une voie indirecte, à la restauration de la fonction.

Ne peut-on espérer, en effet, qu'une cavité vésicale, primitivement petite, se développera plus tard ? Est-il bien démontré que dans certains cas, il n'existe pas des débris du sphincter uréthral et vésical, qui permettront de garder les urines et qui favoriseront l'ampliation de la vessie ?

Dans notre observation, nous avons essayé de réparer pas à pas les erreurs de la nature ; nous avons d'abord refait la cavité vésicale, puis fermé la brèche abdominale, tenté la restauration du sphincter... Le résultat a été assez satisfaisant pour encourager à persévérer dans cette voie, toutes les fois qu'il sera possible de la suivre.

### Observation.

La nommée E..., âgée de 9 ans, entre à l'hôpital de la Charité, le 9 mai 1887, pour une malformation congénitale portant à la fois sur la vessie et les organes génitaux externes

A l'inspection, on constate d'abord que la dépression ombilicale occupe sa place normale, et que la cicatrice n'est pas le siège d'une fistule.

Sur la ligne médiane, à 11 centimètres au-dessous de l'ombilic, une tumeur assez régulièrement hémisphérique, rouge violacée, tomenteuse et du volume d'une petite mandarine. Cette tumeur représente la vessie éversée et projetée en avant par la pression des viscères abdominaux.

Elle est limitée en bas et latéralement par deux replis cutanés épais et saillants (grandes lèvres); ces replis, au lieu de se rejoindre en haut, comme à l'état normal, vont en s'écartant; ils convergent en bas, au niveau de la cloison périnéale.

En soulevant la vessie exstrophiée, on constate qu'elle se rattache à la paroi cutanée de l'abdomen par une sorte de large pédicule; en même temps, on découvre au-dessous de ce pédicule l'orifice hyménéal, demi-circulaire, conduisant dans un vagin normal; le petit doigt introduit permet de sentir le col utérin avec sa forme conique. Entre l'hymen et la vessie exstrophiée se trouve une surface petite, quadrilatère, d'aspect muqueux, qui représente le vestibule et la portion sous-symphysaire du canal de l'urèthre, non fermé : pas trace de méat.

En dehors de l'hymen, il existe deux petites lèvres parfaitement formées. Ces replis se soudent en bas pour constituer la fourchette; chaque extrémité supérieure divergente se termine par un petit renflement (tubercule clitoridien) recouvert partiellement par un repli muqueux en forme de capuchon. Dans l'angle formé par le bord interne de la petite lèvre et la face antérieure de l'hymen, on trouve, de chaque côté, l'orifice de la glande vulvo-vaginale.

L'écartement des deux angles des pubis est celui de l'extrémité supérieure des grandes lèvres : il mesure 5 centimètres.

L'anus est normal ; il est séparé de la vulve par un périnée résistant. Le toucher rectal pratiqué démontre à nouveau l'écartement des pubis, qui sont réunis par une bande fibreuse très forte. Au moment où l'enfant fait des efforts de défécation, il se produit un prolapsus de la totalité des tuniques de l'ampoule rectale.

Pour mieux explorer, on soumet l'enfant au sommeil chloroformique. La vessie herniée peut alors être refoulée dans l'abdomen à l'aide d'une pression douce et modérée : elle se maintient ensuite réduite. La région profonde prend alors un aspect nouveau : au lieu d'une tumeur saillante et fongueuse, sur laquelle se détachaient deux bourgeons d'où s'écoulait l'urine goutte à goutte (uretères), on voit un orifice ovale, à bords plissés, conduisant dans une cavité relativement ample. Cette cavité, qui constitue la vessie après réduction, remonte à environ deux centimètres au-dessus du bord supérieur de l'orifice ovalaire ; cet orifice lui-même a $0^{m}025^{mm}$ de hauteur sur $0^{m}020^{mm}$ de largeur.

Lorsqu'on ne la maintient plus, à l'occasion du moindre effort, la vessie se hernie, l'enfant est constamment mouillée et la peau des lèvres et des cuisses est le siège d'un érythème très prononcé ; les poils sont agglutinés par un dépôt phosphatique.

Avant d'entreprendre toute opération, on cherche à augmenter la capacité de la vessie en tant que réservoir. Pour cela, après l'avoir réduite, on introduit dans sa cavité, par l'orifice cutané, un petit pessaire Gariel qu'on insuffle, de façon à distendre légèrement la vessie. Ce pessaire exerce une pression excentrique sur toute la paroi vésicale et gêne un peu l'émission de l'urine ; on le retire au bout d'une heure et on fait une injection boriquée.

Le 13 mai, nouvelle application du pessaire pendant une demi-heure ; injection boriquée. Ces manœuvres ne déterminent pas d'élévation de température. La vessie demeure réduite après qu'on a enlevé le pessaire ; l'orifice qui la fait communiquer avec l'extérieur semble se rétracter.

20 mai. — Le pessaire a été appliqué plusieurs fois, insufflé, il prend le volume d'un œuf de poule : ce volume représente la capacité actuelle de la vessie. — Dans ces conditions, M. Duret juge opportun d'avoir recours à l'opération curative.

27 mai. — Par l'opération on se propose : 1° de fermer la cavité vésicale par la suture des bords ; 2° de combler la brèche des parois

abdominales par autoplastie ; 3° de reformer le canal de l'urèthre aux dépens de la surface muqueuse quadrilatère du vestibule, et de ramener en avant du canal réformé les deux tubercules clitoridiens actuellement séparés et divergents.

OPÉRATION. — *1er temps.* — Incision en fer à cheval à concavité inférieure, circonscrivant les bords de l'orifice muqueux, qui fait communiquer la vessie avec l'extérieur. Les bords détachés sont disséqués et séparés de la peau et des parois abdominales dans l'étendue d'un centimètre et demi à deux centimètres, de façon à pouvoir les rapprocher et suturer en avant.

*2me temps.* — *Suture marginale.* — On passe 6 fils de soie avec points de Lembert, de façon à amener en contact étendu, les surfaces cruentées de la paroi vésicale externe.

*3me temps.* — *Restauration du canal de l'urèthre.* — On place une sonde dans la vessie, et on applique sur elle les derniers points de suture de manière à former un canal de l'urèthre, dont la paroi inférieure et latérale se trouve peu à peu constituée par la *surface vestibulaire* déjà décrite, qu'on dissèque légèrement sur les côtés.

*4me temps.* — *Fermeture de la brèche de la paroi abdominale.* — L'incision en fer à cheval est prolongée en haut verticalement ; puis on dégage la peau latéralement en la séparant par dissection des parties profondes, dans l'étendue de 2 à 3 centimètres ; on fait glisser les deux lambeaux latéraux vers la ligne médiane, où on les réunit par des sutures au crin de Florence.

*5me temps.* — *Rapprochement des tubercules clitoridiens.* — Pour cela on fait un avivement triangulaire du côté interne de chaque bourgeon clitoridien ; puis on les réunit sur la ligne médiane.

Le résultat opératoire immédiat est la reconstitution parfaite des formes extérieures.

1er juin. — On enlève les points de suture, sauf un ou deux qui servent de soutien. La réunion est parfaite, l'apyrexie complète. Mais dans les jours qui suivent à cause de l'indocilité extrême de la malade, les deux petits lèvres se séparent en haut, et permettent de voir l'orifice du canal de l'urèthe élargi ; la muqueuse vésicale tend à faire hernie au moment des cris de l'enfant, qui est nerveuse et insupportable.

20 juin. — On fait une seconde intervention très limitée, ayant

pour objet de rétrécir l'orifice de l'urèthre, et de suturer à nouveau le bord supérieur des petites lèvres.

Les suites sont bénignes.

Au moment du départ de l'enfant on constate la réussite parfaite de la suture de la paroi abdominale et de la suture marginale de la vessie. Le canal de l'urèthre est reconstitué et se termine par un orifice qui admet l'introduction de la sonde métallique de femme. Cette sonde pénètre à une profondeur de $0^{m},06$ centimètres ; il existe donc une véritable cavité vésicale.

D'ailleurs l'introduction de la sonde s'accompagne de l'émission de 30 à 40 grammes d'urine : ce qui démontre que la vessie retient une certaine quantité de liquide.

Cependant il existe encore de l'incontinence d'urine : l'enfant ne peut se retenir ; ce qui s'explique par ce fait, que si l'orifice urèthral contient dans son épaisseur des fibres musculaires, il n'existe pas un sphincter circulaire et complet, nécessaire pour empêcher l'écoulement des urines.

Au mois de juin 1889 nous faisons revenir l'enfant dont la santé générale s'est très améliorée depuis l'opération, qui a été pour elle d'un grand soulagement, et nous recherchons attentivement les résultats obtenus à cette époque.

La vessie ne fait aucune issue. La cicatrice opératoire est linéaire, solide ; les efforts de toux et de défécation ne la rendent nullement saillante. Derrière elle, on sent par le palper un plan fibreux, résistant, qui n'est autre que le ligament interpubien, qui semble élargi et épaissi par la cicatrisation. En pressant avec le doigt, on ne trouve aucune trace de la perte de la substance ou trou qui existait avant l'opération, lorsqu'on avait réduit la vessie extrophiée et éversée. Les grandes lèvres restent écartées en haut.

Le canal uréthral semble rétracté et collé au ligament pubien : son orifice externe est large et admettrait aisément un gros crayon : la muqueuse vésicale forme autour de lui un chémosis régulièrement circulaire de 2 à 3 mm. d'épaisseur.

Lorsqu'on chloroformise l'enfant, qui est très nerveuse, comme nous l'avons dit, on reconnaît qu'une sonde métallique de femme pénètre aisément dans la cavité vésicale de 6 à 7 centimètres dans tous les sens.

Mais, malgré une chloroformisation assez profonde, la vessie aidée par la contraction des muscles abdominaux tend à l'expulser dès qu'on l'introduit Il y a donc une grande intolérance de l'enfant et de la vessie. Elle n'est cependant pas absolue; car, avec une sonde en caoutchouc rouge, nous pouvons à plusieurs reprises faire pénétrer dans la vessie 60 à 80 grammes d'eau boriquée, sans que celle-ci soit expulsée. Mais dès qu'on atteint cette quantité le liquide coule autour de la sonde, en même temps que la vessie se contracte.

D'après les renseignements qui nous sont transmis, l'enfant perd encore ses urines, soit quand elle est au lit, soit debout, mais plus constamment dans le premier cas. Cela tient à ce que l'enfant a conservé l'habitude d'uriner au lit : elle est en effet restée devant nous plus d'une demie-heure sans perdre une goutte d'urine. D'autre part, si nous cherchons à l'examiner, comme elle est très impressionnable elle urine involontairement, mais alors par un jet fort et vigoureux qui s'étend au moins à 15 ou 20 centimètres de distance.

Les grandes lèvres et la peau des cuisse ne présentent plus aucune sorte d'irritation produite par les urines.

Le lundi 3 juin, nous procédons à une nouvelle opération.

Nous nous proposons par celle-ci de rétrécir l'orifice uréthal et de réduire le chémosis en le réséquant : nous pouvons espérer que s'il y a quelques restes de sphincter, sous forme de fibres musculaires circulaires ou disséminées, celles-ci auront plus d'action pour occlure soit par traction, soit par dépression, un orifice étroit.

L'enfant étant endormie, comme le canal de l'urèthre est rétracté et accolé sous le ligament pubien, nous dégageons par une incision courbe à concavité postérieure, son extrémité antérieure : une deuxième incision courbe sépare aussi sa moitié postérieure de la cloison vaginale. On dédouble en quelque sorte celle-ci. Quelques coups de bistouri isolent le conduit latéralement. On peut alors attirer l'urèthre en dehors sous forme d'un cylindre d'environ 3 centimètres de longueur, en saisissant le chémosis muqueux de l'orifice à l'aide de 4 pinces à forcipressure. (Deux antérieures de chaque côté de la ligne médiane, deux postérieures).

Pendant qu'un aide attire ainsi en avant l'urèthre qui fait saillie comme un appendice proboscidien, à l'aide d'une paire de ciseaux fins, nous excisons, entre les deux pinces antérieures, un petit triangle de la paroi antérieure d'une longueur de $0^{m}012$ à $0^{m}015$ mm., à sommet pubien, à base vers le méat, ayant une largeur de 3 à 4 millimètres :

en arrière, nous procédons de même et excisons seulement un triangle plus petit, à base de 2 à 3 millimètres et d'une longueur de 5 à 6 millimètres. Puis, en avant, nous réunissons par 5 à 6 points de suture au fil de soie fin les deux lèvres de l'incision; en arrière, 4 points de suture suffisent. Ce qui reste du chémosis sur le côté est excisé. L'urèthre est dès lors représenté par un canal de trois centimètres environ, proéminent et libre sous le pubis, laissant passer à frottement dur une sonde d'argent de trousse.

Nous mettons à demeure une sonde en caoutchouc rouge calibre 15 que nous fixons sur les côtés de l'abdomen avec un fil et des bandelettes collodionnées.

Les jours suivants, lavages boriqués de la vulve et de la vessie.

Grâce à la sonde, l'enfant ne perd plus ses urines au lit : elles coulent dans une petite bouteille qu'on trouve plus ou moins remplie chaque matin.

Le 7 juin, ablation de trois fils en avant et deux en arrière. — Le 8 juin, tous les fils sont enlevés. La suture tient en avant et en arrière. On est obligé de supprimer la sonde, car la vessie commence à la mal tolérer.

La malade est revue quelques mois plus tard : elle peut garder ses urines jour et nuit pendant 2 heures environ. Il est probable que le développement de la cavité vésicale se fera avec les progrès de l'âge, et que la durée de la contention atteindra aisément trois à quatre heures.

II. — Il n'est pas oiseux, après la relation de cette observation, de bien établir le vice de conformation auquel nous avions affaire.

S'agissait-il d'une véritable exstrophie vésicale, ou d'un cas d'épispadias *chez la femme?* Le Dr Nunnez, élève de M. le professeur Guyon, a consacré en 1882, une excellente thèse à l'étude de cette dernière malformation dont il rapporte un remarquable exemple. Dans l'épispadias, il n'existe pas, comme dans l'exstrophie et comme dans notre observation, d'écartement des pubis; on trouve immédiatement au-dessous de *l'ogive pubienne bien conformée*, un orifice en forme de fer à cheval, à travers lequel fait saillie une faible portion de la muqueuse vésicale; la paroi inférieure de l'urèthre existe et est représentée par une cloison muqueuse qui se continue avec la paroi vaginale ; seule, sa paroi supérieure fait défaut.

Il ne s'agit pas non plus de cette variété très rare qu'on a désignée sous le nom *d'exstrophie sous-pubienne* ; puisque le pubis n'existait pas.

Dans le cas fort incomplètement connu de Gosselin, il est dit : « on observait au-dessous du pubis dont l'articulation était plus lâche qu'à l'état normal, un orifice d'un centimètre et demi environ d'étendue, ressemblant beaucoup à un orifice uréthral, qui serait très dilaté, et à travers lequel la muqueuse vésicale ne faisait qu'une faible saillie que dans une portion de sa circonférence. »

Hache, dans son mémoire, décrit 9 variétés d'exstrophie vésicale, en allant depuis l'épispadias le plus simple jusqu'à l'exstrophie compliquée d'éventration viscérale ; il distingue les cas où la paroi abdominale est remplacée par une membrane cicatricielle passant en avant de la vessie : ceux où la paroi de la vessie est elle-même réduite à une membrane cicatricielle ; ceux dans lesquels la partie inférieure de la paroi antérieure de la vessie fait seule défaut ; ceux dans lesquels il y a exstrophie vésicale complète, etc..., etc.

Nous croyons qu'il est plus simple de diviser en trois classes ces vices de conformation : 1° Exstrophies vésicales incomplètes ou partielles ; 2° exstrophies complètes ; 3° exstrophies complexes, dans lesquelles il y a éventration, abouchement anormal de l'intestin dans la vessie, etc...

Dans la classe des *exstrophies vésicales complètes*, nous distinguons deux *variétés* principales : dans l'une la paroi antérieure de la vessie fait complètement défaut ; dans l'autre cette absence de la paroi antérieure n'est qu'*apparente*, et si l'on vient à détacher les adhérences vésicales au pourtour de la paroi abdominale, on peut reconstituer une cavité vésicale.

C'est évidemment à cette dernière variété qu'appartient la lésion décrite dans notre observation. Comme dans toutes les exstrophies complètes, on constatait un écartement considérable des pubis, des grandes lèvres à leur partie supérieure, la division du clitoris en deux moitiés, une hernie étendue de la vessie ; on observait un globe saillant, convexe, à surface muqueuse extérieure. La vessie toute entière était donc éversée, et quand on refoulait le globe du côté de l'abdomen, on reconstituait une cavité. Par l'application extemporanée d'un ballon de caoutchouc pendant quelques semaines, nous avons essayé de développer celle-ci, de lui faire place dans la cavité abdominale, et de fait, après quelque temps elle restait réduite, même après que le ballon était ôté.

*Ce sont ces variétés (dont nous rapportons un exemple) avec exstrophie complète et vessie simplement éversée et ouverte selon le plan médian, qui autorisent surtout une opération ayant pour but de rétablir une véritable cavité vésicale*; celles dans lesquelles la vessie est réduite à une simple surface muqueuse, à la paroi postérieure seule, ne permettent guère *que des opérations autoplastiques*.

III. — Dans son intéressant mémoire des Annales des maladies génito-urinaires, en mars 1888, une année après notre opération, M. Pousson, professeur agrégé à la Faculté de Bordeaux, consacre un chapitre aux procédés consistant *dans le simple affrontement des bords avivés de la vessie*. C'est cette opération que se proposait de faire Gerdy, quand son malade mourut à la suite de l'excision préalable des uretères. Rigaud, de Strasbourg, dans un cas plus simple que le nôtre, réussit en partie : « il s'agissait d'une petite fille de trois ans chez laquelle le pubis était complet, l'ouverture vulvaire normale, la paroi postérieure de la vessie était aplatie ou très légèrement bombée et ne s'élevait même pas jusqu'au niveau du plan antérieur de l'abdomen. » Le chirurgien de Strasbourg refoula la tumeur au moyen d'une petite ampoule de caoutchouc, par dessus laquelle il réunit les marges de la vessie : mais deux des points de suture de l'angle inférieur ayant échoué, toute nouvelle tentative fut refusée.

En 1885, Hal C. Wymann, chirurgien américain, opéra quelques jours après sa naissance, un enfant du sexe masculin, par le procédé que nous avons en vue : il fit à l'aide de trois épingles une suture entortillée. La réunion réussit, mais deux mois après l'enfant mourut de convulsions sans que le chirurgien ait pu refaire l'urèthre et la portion dorsale du pénis, comme il se le proposait.

Tout le monde connaît les remarquables tentatives de Tredelenburg, sur lesquelles Heydenrich appelait récemment l'attention dans la *Semaine médicale*. Dans les cas d'exstrophies très prononcées, avec écartement des pubis et absence plus ou moins complète de la paroi antérieure de la vessie, ce chirurgien diminue l'écartement des pubis soit par une ceinture pelvienne mécanique, soit en pratiquant au préalable la grave opération de la *symphysétomie sacro-iliaque*.

M. Pousson, dans des expériences cadavériques chez de jeunes enfants, après avoir réséqué un fragment de 4 cent. de la symphyse pubienne, a obtenu aisément, par la simple pression avec les mains, le rapprochement des deux os. Il a échoué chez les adultes ; dans ces derniers cas il a dû, pour réussir, pratiquer la section des ligaments profonds sacro-iliaques dans toute leur étendue et se servir d'une presse de menuisier. Il considère cette opération comme devant être, sur le vivant, pleine de difficultés et de périls.

Il faut en outre remarquer, selon cet auteur, que réussit-on par l'un ou l'autre des procédés à rapprocher les pubis, on ne pourrait toujours arriver à reconstituer la cavité vésicale, en avivant les bords du viscère hernié, parce que, dit-il, le vice de conformation en question consiste moins dans un défaut de soudure qu'en une absence de la paroi antérieure de la vessie ; l'étoffe manque pour la reconstitution d'un réservoir de quelque capacité.

Nous pensons que l'exstrophie avec simple défaut de soudure, écartement des pubis, hernie et éversion de la vessie est moins rare que ne l'indique notre savant collègue : et qu'il est des cas où le défaut d'étoffe n'existe pas assez pour empêcher la reconstitution d'une cavité vésicale. Quant à la difficulté d'obtenir la réintégration du viscère exstrophié, difficulté qu'il attribue à la pression intra-pelvienne, causée par la convergence forcée des os iliaques, elle n'est pas insurmontable.

Tredelenburg a mis en pratique quatre fois son procédé de suture des bords de la vessie, précédé du rapprochement des pubis, en 1887-88. La première fois, chez un enfant de 4 ans et demi, il fit la division des symphyses sacro-iliaques et le rapprochement des arcades pubiennes : il a obtenu la guérison radicale ; mais il faut se demander, s'il s'agit de la fermeture anatomique de la vessie ou de sa reconstitution physiologique en tant que réservoir : ce qui paraît douteux. Dans le second cas, chez un enfant débile, il réussit seulement par une contention de six mois à rétrécir la fente congénitale. Il eut une autre fois un insuccès : il fallut parfaire l'opération à l'aide d'un lambeau transplanté. Enfin, chez une petite fille de 5 ans, il fit la symphyséotomie et la suture des parois vésicales réussit : mais il persista de l'incontinence.

Les résultats obtenus par Tredelenburg dans ses opérations, si imparfaits qu'ils puissent paraître, montrent la possibilité d'étendre à des cas d'exstrophie très complète la méthode que nous avons employée ; celle de la suture directe des deux marges de la vessie. A plus forte raison était-elle indiquée dans notre cas, où, en réduisant la vessie herniée et éversée, on rétablissait un réservoir, une cavité vésicale, petite, il est vrai, mais qu'il devenait possible de fermer complètement par la suture des bords. Pour combler la brèche des parois abdominales il a suffi, dans un second temps, de tailler deux lambeaux latéraux, de les amener par glissement sur la ligne médiane et de les y suturer (1).

(1) Segond, en 1890, a fait une dissection de la vessie atrophiée, et la disposa en un lambeau, qu'il rabatit sur la gouttière pénienne : il y a joint

IV. — Le procédé de *suture marginale*, quand il est applicable, nous paraît plus facile et plus satisfaisant que celui de l'autoplastie seule, quels que soient les succès obtenus par l'habileté des opérateurs.

En effet, dans les procédés qui dérivent de la méthode autoplastique, en ne détachant pas les bords de la vessie de la paroi abdominale et en ne les suturant pas, on n'obtient qu'une fente ou espace entre les lambeaux et la muqueuse vésicale. Les deux parois flottantes viennent s'appliquer l'une contre l'autre surtout dans la station debout : car la paroi postérieure ou vésicale chassée par la pression des viscères abdominaux vient s'appliquer contre la paroi cutanée, quelquefois même la distend et l'amincit : aussi tous les auteurs recommandent-ils de tailler de larges lambeaux cutanés. La surface épidermique de la paroi cutanée, ses poils favorisent les dépôts phosphatiques, comme les auteurs en citent des exemples.

Il est plus satisfaisant aussi, au point de vue de l'esprit chirurgical, de tenter la *réfection de la vraie cavité vésicale*. Toutefois il est bon de ne pas oublier que le réservoir ainsi reconstitué est petit, qu'on n'a souvent d'abord qu'une vessie infantile, et qu'il faut seulement espérer qu'à l'avenir la distension progressive produira un véritable et complet réceptacle, capable de garder quelque temps l'urine.

Nous croyons également que la distension artificielle de cette cavité insuffisante, pourrait être tentée ainsi qu'à notre insu l'avait proposé Gerdy. Comme lui nous avons employé la dilatation à l'aide d'un mince ballon en caoutchouc : mais, c'est avant l'opération qu'il faudrait l'utiliser, comme nous l'avons fait, pendant plusieurs semaines. Peut-être y aurait-il avantage à laisser en bas un léger espace sans suture, pour introduire

---

le retournement du prépuce selon la méthode de Lefort, pour réparer l'épispadias. (Ann·génito urinaires, 1890, et comptes-rendus du Congrès de chirurgie, 1890, p. 511). Il s'agissait de vessie non dilatable et réduite à une petite portion de la paroi postérieure. Le cas n'est nullement comparable au nôtre.

le ballon et distendre après la réunion, la cavité en majeure partie reconstituée.

Enfin, la nature elle-même viendrait en aide et agrandirait le réservoir, si la reconstitution du sphincter vésical était possible.

V. — L'idéal serait, en effet, que l'occlusion de la cavité ainsi reconstituée soit soumise à l'influence de la volonté : il faudrait restaurer l'anneau contractile. Peut-être chez certains exstrophiés, en existe-t-il des restes, comme chez les épispades. Jusqu'à présent l'anatomie, et, en particulier, l'histologie ne nous ont rien appris de bien précis. Hirchsberg, chez son jeune opéré de quinze mois, soupçonnant à certains signes, l'existence d'un sphincter étalé à la racine de la verge, aviva, à ce niveau, les deux lèvres du canal, et les réunit par une suture de façon à constituer un anneau complet : la réunion échoua.

Chez notre jeune malade, un an après la première opération, alors que la cavité vésicale pouvait contenir une soixantaine de grammes de liquide, nous avons fait une tentative analogue : nos sutures ont bien tenu ; le canal a été reformé : mais à cause de l'indocilité de l'enfant, il nous a été impossible de nous assurer si elle gardait mieux ses urines.

Elle les conservait cependant dans une certaine mesure, (pendant une heure ou deux,) puisque souvent, quand nous la découvrions le matin, à notre visite, elle émettait à distance par un jet bien formé environ deux ou trois cuillerées d'urine. Mais nous trouvions son lit souillé; lorsqu'elle était debout sa chemise était humide. Nous dûmes faire porter à l'enfant un appareil collecteur.

Cette restauration du sphincter ne paraît pas cependant tout à fait impossible, surtout chez les enfants du sexe masculin : il existe chez eux un double muscle contractile, celui du col de la vessie, celui de la portion prostatique : la portion membraneuse de l'urèthre pourrait aussi jouer un rôle important. Il faudrait seulement démontrer que chez les exstrophiés il y a des restes de ces anneaux contractiles, et indiquer leur disposition et leur siège, afin de pouvoir les reconstituer par une délicate intervention.

Comme conclusion, nous pouvons dire que, quel que soit le procédé employé, autoplastie ou suture marginale, les résultats de la chirurgie réparatrice dans l'exstrophie de la vésicale, sont un véritable bienfait pour les malheureux malades : ils sont débarrassés des douleurs, des saignements de la muqueuse; ils peuvent mettre des vêtements de leur sexe, se livrer à leurs occupations journalières; et comme l'a écrit le professeur Lefort « si l'opération de l'exstrophie ne met pas à l'abri de l'incontinence d'urine puisqu'on ne peut créer un sphincter, il semble d'abord que l'opération est peu utile : mais, on change d'avis quand on a vu le malade avant et après l'opération. »

Nous nous permettrons d'ajouter que les dernières opérations montrent qu'on est dans la voie d'une véritable réfection de la cavité vésicale normale, d'un réservoir naturel pour l'urine, et peut-être aussi, pour les cas les moins graves, de la restauration d'un sphincter (1).

---

(1) Dans une revue critique récente des Archives de médecine (septembre 1894), le Professeur S. Duplay se prononça pour l'excision vésicale d'après la méthode Sonenburg-Segond, après réfection de l'urèthre selon la méthode qu'il a créée. Nous ferons remarquer que le savant chirurgien a eu vue des cas d'extrophie avec absence presque complète de cavité vésicale, et qu'il s'agit du sexe masculin. Telles n'étaient pas les conditions pathologiques dans l'observation, qui a fait l'objet de notre travail.

## VIII.

### DES CYSTITES DOULOUREUSES REBELLES.

J'ai fait délibérément devant vous, il y a cinq mois, chez une jeune fille de 20 ans, couchée au N° 1 de notre salle St-Augustin, la *colpocystotomie*, ou plus simplement, une fistule vésico-vaginale, que j'ai pratiquée de façon à la laisser persistante. Vous avez pu vous étonner de me voir créer cette infirmité assez pénible ; mais c'était là l'unique moyen de remédier à des accidents beaucoup plus graves. Maintenant encore, le temps qui s'est écoulé depuis mon intervention ne me parait pas suffisant pour me déterminer à fermer cette fistule. Quelle est donc l'affection que présente cette malade? Elle a une « *cystite douloureuse* », variété clinique bien étudiée dans l'excellente thèse d'un interne de M. le professeur Guyon, M. Hartmann, prosecteur de la Faculté. Cette variété comprend toutes ces *formes chroniques* de cystites, qui sont caractérisées par de la douleur pendant la miction, des épreintes, des envies d'uriner fréquentes, de la contracture du muscle vésical, et souvent de l'incontinence presque complète.

Dans le cas qui nous occupe, l'incontinence existe depuis 5 à 6 ans : les douleurs n'ont pas été le symptôme prédominant, mais la *contracture est intense ;* les urines sont peu troublées, mais la vessie est revenue sur elle-même et sa capacité, jugée d'après la quantité de liquide que l'on peut y injecter, *est seulement d'environ 40 centimètres cubes.*

Toutes les cystites à un certain moment de leur évolution, quand le traitement est mal dirigé, peuvent devenir des cystites douloureuses. On voit en particulier ce fait à la suite d'injections vésicales poussées avec force ; on croit réagir contre les parois musculaires de la vessie en les dilatant, et on n'arrive qu'à y créer une contracture de plus en plus forte, contre laquelle tous les traitements viennent échouer. Ce n'est pas là cependant le cas le plus fréquent. Les cystites douloureuses succèdent le plus souvent à des cystites blennorrhagiques chroniques qu'on a négligé de soigner, ou à des cystites tuberculeuses, particulièrement quand elles s'accompagnent d'ulcérations du trigone. Elles peuvent survenir aussi, quoique plus rarement, dans les cas de néoplasmes de la vessie ou dans les cystites calculeuses, après l'ablation du calcul quand la cystite a été très vive ; enfin, on en a cité dans les cas de rétrécissements uréthraux soumis à des traitements intempestifs.

Reprenons un à un les symptômes fonctionnels que nous avons brièvement énumérés, tout à l'heure, dans notre définition. — Et d'abord les douleurs ? Elles revêtent souvent une acuité extrêmement vive, prennent la forme de *crises répétées*, entraînent la perte du sommeil et de l'appétit, et parfois même créent *un état de névrose* des plus pénibles. Les douleurs spontanées consistent en sensations de chaleur, de gêne, de douleur à l'hypogastre, dans l'intervalle des mictions, avec irradiations dans la verge, vers le périnée, quelquefois jusqu'à l'anus ou le long du sciatique ou du crural ; on a même cité des cas de contracture du membre inférieur. Pendant les mictions, les douleurs sont plus atroces encore ; il y a du ténesme, des épreintes qui arrivent à leur paroxysme à la fin de la miction, qui sont suivies de l'émission de quelques gouttes d'une urine boueuse, un peu sanguinolente. Les mictions se répètent 30 ou 40 fois dans une journée, et même, quelquefois, tous les 1/4 d'heures, comme dans un cas que j'ai pu suivre il y a quelques années. « Dans quelques cas, dit M. Hartmann, cet état douloureux est tellement augmenté par la marche que les malades marchent courbés en deux, à pas lents, les mains sur le ventre, comme s'ils voulaient soutenir la vessie, évitant toute secousse brusque, toute contraction abdominale qui pourrait comprimer le réservoir urinaire. » C'est l'ensemble de tous ces symptômes, et surtout leur persistance, qui permet de caractériser une *cystite douloureuse*. Il ne faudrait pas donner ce nom à des cystites, qui durent seulement depuis quelques semaines, et dont l'état aigu peut être amélioré par les traitements ordinaires.

Tels sont les signes fonctionnels; étudions maintenant les signes physiques. A la pression hypogastrique, on trouve que la vessie est douloureuse *surtout quand elle contient peu d'urine*. Au toucher vaginal, le trigone et le bas-fond sont sensibles, de même qu'au toucher rectal chez l'homme. Le cathétérisme pratiqué doucement au moyen de la bougie à boule, permet de se rendre compte du *peu de profondeur et de capacité* de la vessie et de son extrême sensibilité; mais on y arrive encore mieux par l'injection d'une certaine quantité d'eau boriquée tiède. Les moindres injections provoquent chez les malades des douleurs vives, ce qui n'est pas le cas ordinaire dans les cystites chroniques: elles montrent que la vessie est *en état de rétraction*, car elle ne peut plus contenir que 100, 50, 20 grammes quelquefois de liquide. Quelques malades mêmes, pissent entre les parois du canal et la sonde, le liquide qu'on leur injecte par cette dernière.

Quand on est appelé à faire l'autopsie, on trouve, s'il s'agit de tuberculeux ou d'affaiblis, une vessie un peu diminuée de volume et dont les parois ne sont presque pas hypertrophiées. S'il s'agit au contraire d'individus robustes, l'hypertrophie est énorme; elle atteint un centimètre et plus; la capacité de la vessie est réduite au volume d'une orange; j'ai même eu l'occasion d'en voir une du volume d'une noix avec des parois très épaisses. Cette hypertrophie est surtout due au fonctionnement exagéré qu'entraînent les épreintes répétées. Toutefois il ne s'agit pas toujours d'une augmentation de nombre et de volume des fibres musculaires; il se développe parfois une *véritable sclérose* du tissu conjonctif intra-musculaire; c'est un fait analogue à ces myocardites scléreuses récemment décrites. Ce processus pathologique permet de comprendre l'*impossibilité de dilater* les vessies ainsi transformées.

Maintenant que vous connaissez les principaux traits de l'étiologie et de la symptomatologie des cystites douloureuses rebelles, parlons du traitement.

Les moyens médicaux ne réussissent que rarement; il ne faut cependant pas négliger de les employer tout d'abord. On arrive à diminuer la contracture par l'opium et la belladone à l'intérieur, par les injections vésicales, les lavements, les suppositoires à la morphine ou à l'extrait de belladone. Les injections de nitrate d'argent au 100e ont donné quelquefois de bons résultats. Les tisanes diurétiques, queues de cerises, bourrache, uva ursi, chiendent, Buchu, stigmates de maïs, délaient l'urine, facilitent l'expulsion de ses parties solides et diminuent ainsi l'irritation vésicale

Certaines analogies pathologiques peuvent vous donner l'idée de l'esprit qui doit présider au traitement chirurgical. Quand vous vous trouvez en présence d'une contracture de l'orbiculaire des paupières ou du sphincter anal vous avez à choisir entre deux méthodes, la dilatation et l'incision; il en est de même ici.

Contre la contracture du col, on peut employer chez la femme la dilatation par le doigt ou par les dilatateurs d'Hégar, de Dolbeau, de Guyon; chez les hommes, je me sers des bougies progressives ou des sondes Beniqué. Mais en traitant la contracture du col, on ne fait que diminuer l'obstacle que celui-ci peut présenter sans *agir sur la contracture du corps*, la seule importante dans la cystite douloureuse. L'incision du muscle vésical est le seul traitement qui lui convienne; chez l'homme, on pratique la taille hypogastrique; chez la femme, la taille vaginale. On trouve, dans les auteurs des siècles derniers, dans Chopart entre autres, quelques observations de cystites douloureuses traitées par la taille, parce qu'on croyait à la présence de calculs : et malgré l'absence de ces calculs, elles guérirent par le seul fait de l'opération

C'est seulement, il y a 15 ans, qu'Emmet et Bozemann, en Amérique, et presque en même temps Guyon en France et Thompson en Angleterre, se décidèrent à créer une infirmité temporaire, des fistules vésicales, pour tenter la guérison de ces cystites douloureuses. Chez la femme, l'opération, ainsi que vous avez pu le voir, ne présente aucune difficulté. En incisant la cloison vésico-vaginale exactement sur la ligne médiane, on n'a pas à craindre de blesser les uretères ; je me suis servi du thermo-cautère pour éviter la fermeture spontanée de la fistule. Les résultats de cette opération, sont très satisfaisants dans la plupart des cas ; on obtient ainsi quelquefois, de véritables résurrections ; sur 16 cas de colpocystotomie chez la femme, Emmet a obtenu 10 guérisons ; et il ne considère comme *guéries que les malades qui ne souffrent plus après l'occlusion de la fistule.* Les douleurs intolérables disparaissent ; mais il faut que la malade ait la patience de conserver longtemps sa fistule, 1, 2 et 3 années quelquefois. C'est ce qui m'a décidé à proposer un urinal à cette jeune fille, et à la renvoyer chez elle, plutôt que de lui fermer *trop prématurément* sa fistule.

---

# IX.

## TAILLE HYPOGASTRIQUE ET SUTURE PRIMITIVE DE LA VESSIE CHEZ LES ENFANTS.

Parmi les diverses et importantes améliorations apportées par M. le professeur Guyon au manuel opératoire de la taille hypogastrique, l'éminent maître signalait la suture primitive, mais incomplète ou partielle, des bords de la plaie vésicale, dans son mémoire au Congrès de chirurgie de 1888.

« J'ai tout d'abord, dit-il, été absolument opposé à la suture de la vessie, et je crois devoir garder cette manière de voir pour la *suture totale*. De nombreuses opérations me font, au contraire, admettre que l'on peut obtenir de la *suture partielle*, d'*incontestables bénéfices*. » Il indique ensuite qu'ils sont de deux ordres : 1° la suture partielle favorise le drainage régulier et très complet de la vessie; 2° elle abrège la durée de la fermeture de la plaie vésicale et dirige sa cicatrisation. M. Guyon suture la plaie vésicale en haut et en bas, mettant à chaque niveau 2 à 4 points de suture; il ne laisse que l'intervalle suffisant pour le passage du double tube de Périer, destiné à exécuter après l'opération, le siphonnage de la vessie.

La conduite chirurgicale indiquée par M. Guyon est de beaucoup la plus sage et la plus sûre, dans l'immense majorité des cas, chez l'adulte. — Dans les observations publiées jusqu'en 1886, où la réunion immédiate a été tentée, et qui sont au nombre de 56, on note seulement 32 % de succès. Depuis 1886, la réunion a été rarement pratiquée. La cause des insuccès réside tantôt dans la nature des tissus fibreux qu'il faut réunir, tantôt dans l'amincissement des parois vésicales, dans la contusion des bords de la plaie pendant l'opération, et enfin dans la putridité ou la corruption de l'urine. — La réunion augmente la durée des temps opératoires, et peut exposer à l'infiltration urinaire, aux phlegmons, à la péritonite : elle manque souvent, malgré des conditions en apparence favorables : car il semble que les parois vésicales se prêtent mal à l'adaptation et à la soudure. Dans un cas, M. Guyon a constaté que la soudure spontanée (aucune suture n'avait été faite) s'était opérée, non par les bords de la plaie vésicale, mais par les surfaces voisines ; il en résultait une sorte de sinus cicatriciel, qui céda plus tard sous l'influence de la rétention d'urine, et fut l'origine d'une fistule.

Ricard a proposé, en 1889 (Gaz. des Hôpitaux), de favoriser cette réunion des bords de la vessie, en faisant une double suture : l'une pour la muqueuse, et l'autre plus superficielle pour la tunique musculaire. Il croit que la muqueuse s'isolerait facilement et pourrait se suturer à part. Toutefois, il ne saurait en être ainsi, croyons-nous, dans tous les cas, surtout si la muqueuse a subi la moindre altération.

Il faut remarquer cependant que, si elle pouvait être tentée sans accidents, et avec un manuel opératoire qui favoriserait avec quelque sûreté la réussite, la réunion par première intention aurait pour avantage : 1° de limiter l'infiltration urinaire, 2° d'abréger notablement la durée de la cicatrisation, 3° de prévenir la formation et la persistance des fistules qui succèdent parfois à la taille hypogastrique, 4° de simplifier l'appareil post-opératoire, en supprimant d'emblée le siphonnage et les tubes qu'il nécessite.

Depuis 1886, diverses tentatives de suture immédiate de la vessie, ont été faites avec succès. Kendal Francks, chez un vieillard de 65 ans, réunit la plaie vésicale, après une taille, par deux plans de sutures, l'un profond à plans séparés, l'autre superficiel à points continus ; la sonde à demeure fut enlevée le 5e jour ; on pratiqua le cathétérisme jusqu'au 8e jour, mais on laissa un drain dans le cul-de-sac rétro-pubien jusqu'au 10e jour. La réussite fut complète. (Acad. roy. de méd.

d'Irlando et Annales génito-urinaires, 1888, p. 493). Callionzis, médecin grec, Lindner, Bazy, ont eu des succès analogues (voy. Ann. génito-urinaires (1888-89). Buckard, de Strasbourg, pour favoriser la réunion primitive, a même conseillé et exécuté une boutonnière perincéale, qui permît le drainage vésical.

Mais, si la suture primitive de la vessie, n'est pas à l'abri des critiques, chez l'adulte, et si elle doit être réservée à des cas exceptionnels ou particulièrement simples ; si son manuel n'est pas encore assez perfectionné, il n'en est peut-être pas ainsi chez l'enfant.

Là, l'appareil consécutif à la taille hypogastrique est d'une application plus difficile : les tubes de Perier, la sonde à demeure sont plus difficilement appliqués, sont mal tolérés, et parfois ne sont pas supportés. La nécessité force souvent à supprimer ces accessoires si utiles chez l'adulte. D'autre part, les conditions anatomiques de la taille sont un peu différentes dans les deux cas. On peut se demander s'il n'y aurait pas avantage à tenter la suture primitive, et au besoin à perfectionner les procédés, pour obtenir une réussite constante.

Déjà plusieurs auteurs ont relaté des succès par la réunion immédiate, et sans sonde à demeure : Callionzis obtient 3 guérisons chez des enfants en 19 à 22 jours ; Jobard en rapporte un cas, et Lindner, qui attribue les insuccès dans la réunion par première intention a des infections et des irritations microbiennes causées par la sonde à demeure et les cathétérismes répétés, évite ces manœuvres et compte quatre réussites : deux chez des enfants, une chez un adolescent, une chez un homme de 54 ans.

Nous pouvons ajouter l'observation suivante : nous avons obtenu la réunion immédiate par la suture primitive et la guérison a été complète, en 12 jours.

BIBLIOTHÈQUE NATIONALE IMPRIMÉS

Observation. — *Taille hypogastrique chez un enfant de 10 ans. — Suture primitive de la vessie. — Guérison.*

X..., âgé de 7 ans, est amené dans le service de M. Duret, le 18 avril 1890, salle St-Pierre, 11. On a peu de renseignements sur le passé de cet enfant ; on sait seulement que depuis 4 mois il a fréquemment de vives douleurs dans la région hypogastrique et qu'à ces moments il se tiraille la verge ; il n'a jamais eu d'hématurie, mais il a une incontinence d'urine absolue et continuelle par contracture et irritation vésicales.

Le 21 avril, après chloroformisation, M. Duret procède à l'exploration vésicale. Grâce seulement à une incision légère du méat, il arrive à introduire l'explorateur de Guyon, mais l'irritabilité de la vessie avait empêché de la dilater avec l'eau boriquée, pour faciliter les manœuvres. L'instrument rend bientôt un son clair, caractéristique de la présence d'un calcul qui paraît siéger à la partie supérieure de la vessie. Pour compléter l'examen, M. Duret introduit le lithotriteur qui lui permet d'affirmer que le calcul a, dans une de ses dimensions, une étendue de 2 cent. 1/2.

Le 24 avril, on pratique la taille hypogastrique après avoir préalablement introduit, avec beaucoup de peine, 100 gr. d'eau boriquée. Après incision de la vessie sur une étendue de 4 centimètres, M. Duret y introduit le doigt, reconnaît la présence du calcul à la partie supérieure, le saisit avec une pince à polypes et l'extrait sans trop de difficultés. Ce calcul à la forme d'une ellipse très allongée ; et la légère croute phosphatique qui le recouvre le fait ressembler aux calculs mûraux ; son grand diamètre est de 4 cent. 1/2 ; son petit diamètre 2 cent. 1/2, épaisseur 1 cent. 1/2. M. Duret procède alors à la suture complète de a plaie vésicale au moyen de cinq points séparés au fil de soie. Ces sutures sont faites par le procédé de Lembert pour les plaies intestinales : les points ne sont pas éloignés les uns des de plus de 3 à 4 millimètres : la portion adossée des tuniques vésicales forme une bordure d'au moins 3 millimètres de largeur ; les fils sont serrés. Pour éviter tout phlegmon prévésical, dans le cas, où la suture cédant, l'urine s'épancherait dans le tissu cellulaire, un drain est placé en avant de la vessie. On fait les sutures cutanées au crin de Florence. Sonde à demeure (sonde de Nélaton N° 15) qui est fixée.

24 avril. Soir. T° 38. L'enfant a uriné 250 gr. d'urine claire, non sanguinolente. La verge ayant été liée au cours de l'opération pour maintenir l'eau boriquée dans la vessie, est le siège d'œdème. On fait avec douceur une injection boriquée intra-vésicale.

25 avril. L'enfant a uriné 300 gr. depuis la veille au soir; la sonde est laissée en place. Sur la verge il y a une vaste phlyctène, pleine de liquide séreux qui est ouverte et lavée antiseptiquement. Le pansement de la plaie abdominale est renouvelé; il n'y a aucune odeur d'urine. Injection vésicale de 20 centimètres cubes seulement à la fois. L'état général est excellent; l'enfant ne souffre pas, n'a pas de fièvre.

26 avril. Injection matin et soir. Le pansement est renouvelé; aucune odeur, aucune suppuration. En 24 heures il y a eu 600 gr. d'urine. L'enfant ne se plaint nullement de sa sonde à demeure. L'œdème de la verge diminue. Selles régulières; quelques lombrics. Santonine, 10 centigrammes.

27 avril. Urines, 500 gr. Même état que les jours précédents. La température oscille aux environs de 37°5.

28 avril. Le drain est enlevé.

29 avril. On enlève la sonde à demeure qui est incrustée par les sels de l'urine. A partir de ce moment, l'enfant urine seul; sans difficulté et sans douleur. La suture vésicale paraît avoir absolument réussi.

Des trois points de suture qui réunissent la plaie cutanée, l'inférieur est enlevé mais comme les bords ont tendance à se séparer, M. Duret laisse les deux points supérieurs. Il reste à ce moment une plaie occupant une surface de l'étendue d'une pièce de 50 centimes au niveau du point où se trouvait le drain. L'œdème de la verge a presque complètement disparu.

1er mai. La guérison serait absolue, n'était la petite plaie, où passait le drain, qui paraît atone et recouverte dans sa partie profonde de bourgeons pâles, sans tendance à la cicatrisation.

Le 20 mai, l'enfant est complètement guéri.

De l'observation que nous venons de relater, et des cas analogues que nous devons antérieurement citer, nous pouvons émettre les déductions suivantes :

1° Au point de vue anatomique, la vessie, chez les enfants étant plus abdominale que pelvienne, est plus accessible, après la taille hypogastrique, pour la suture immédiate, que chez les adultes : elle se rétracte moins derrière la saillie des pubis. Quoique ses parois soient assez minces, elles se replient mieux, et s'adaptent plus étroitement, quand on serre les fils appliqués d'après le procédé de Lembert.

2° Au point de vue de la pratique de la taille, après l'incision des parois, il reste peu de place pour l'application des tubes de Périer, et on ne peut aisément faire la suture au-dessus et au-dessous, comme l'indique M. Guyon, pour l'adulte ; d'autre part, les mouvements et l'indocilité de l'enfant rendent difficiles le maintien de ces tubes dans une bonne situation, ainsi que les lavages consécutifs ; enfin la sonde à demeure ou les cathéterismes répétés sont mal supportés, et déterminent chez l'enfant des résistances et des efforts, qui ne sont pas sans inconvénient pour la réussite de l'opération.

3° Pour ces raisons, et, aussi parce que les urines sont ordinairement moins chargées de sels et plus inoffensives, surtout si on donne quelques diurétiques ou antiseptiques (borate de soude, acide benzoïque, salol), on est autorisé à tenter la suture primitive de la vessie et la réunion par première intention, dans les *cas simples.* Nous désignons sous ce nom, les cas dans lesquels la pierre n'a présenté aucune difficulté d'extraction, la vessie n'est le siège d'aucune inflammation, et les urines sont limpides. On devra mettre un drain dans la dépression rétro-pubienne pour prévenir tout danger d'infiltration : on s'abstiendra de l'emploi de la sonde à demeure ou tout au moins on la supprimera après un jour ou deux. A moins de raisons spéciales, on ne fera ni cathéterismes, ni lavages dans la vessie.

# X.

## DE L'HYSTÉRECTOMIE VAGINALE POUR CANCER UTÉRIN (INDICATIONS OPÉRATOIRES ET HÉMOSTASE).

Messieurs,

Je vous ai parlé, dans mes précédentes leçons, des différentes formes du cancer du col utérin ; je veux vous entretenir, aujourd'hui, du mode de traitement le plus employé. Il y a quelques années, on faisait surtout l'amputation du col ; aujourd'hui, l'on pratique l'hystérectomie vaginale. Cette dernière opération est plus étendue et plus satisfaisante que la première: la matrice et même les tissus voisins, en partie, sont enlevés. Elle a pourtant des limites : de là certaines contre-indications. Celles-ci tiennent soit à l'état local, soit à l'état général.

On n'opère pas, quand les parois du vagin sont trop envahies par le cancer. Cette contre-indication est surtout formelle, quand c'est la paroi antérieure qui est atteinte : vous savez en effet que le cul-de-sac antérieur du vagin est en rapport intime avec la vessie et les uretères : vous ne pourriez donc l'inciser en avant, sans risquer de blesser ces organes. La propagation du néoplasme à la paroi postérieure est moins à craindre ; on peut toujours reséquer cette paroi et même le cul-de-sac péritonéal, si les lésions ne remontent pas trop haut. — Une autre contre-indication est tirée de l'état des ligaments larges. Leur altération est parfois difficile à apprécier ; cependant, dès qu'ils sont un peu envahis par le cancer, les culs-de-sac latéraux ont perdu leur souplesse, ils sont résistants et effacés ; le doigt perçoit à leur niveau un empâtement profond, et quelquefois des noyaux d'induration. Un moyen très utile de vérification de leur état, consiste à rechercher l'immobilité de l'utérus, par le palper bi-manuel : si l'utérus reste fixe, c'est que les ligaments larges sont envahis, l'opération sera alors difficile et forcément incomplète. — L'altération des ganglions iliaques et lombaires est aussi une contre-indication.

Enfin quand le cancer s'est étendu à une grande partie du corps de la matrice, l'opération devient laborieuse ; l'utérus se déchire en effet sous l'influence des tractions, même les plus légères, si on cherche à l'amener à la vulve.

Les contre-indications, qui tiennent à l'état général, sont tirées de l'âge, de la résistance du sujet, de l'état de cachexie plus ou moins avancée, de l'ancienneté du néoplasme.

Chez la malade que vous m'avez vu opérer, il y a quelques jours, il n'y avait aucune de ces contre-indications : elle était jeune (34 ans), son état général était bon. La tumeur pourtant était volumineuse, remplissait le vagin ; mais l'utérus était mobile, et, en explorant soigneusement les culs-de-sac, nous les avions trouvés suffisamment souples.

Les indications nettement établies, nous enlevons la matrice, toujours par la voie vaginale : l'hystérectomie abdominale pour cancer est en effet très-dangereuse, presque fatalement mortelle. L'hystérectomie vaginale au contraire, est relativement bénigne. Terrier a publié récemment une statistique, d'après laquelle la mort est survenue dans 4 cas sur 18[1]. La nôtre n'est pas moins favorable, sur 20 malades opérées soit à l'hôpital, soit en ville, trois seulement sont mortes. L'opération n'offre donc pas des dangers très considérables. Mais n'a-t-on pas à craindre la récidive ? Dans beaucoup de cas, elle est assez rapide ; parfois cependant, elle se fait attendre seize mois, deux ans et même plus. J'ai une malade opérée depuis cinq ans, sans récidive. La guérison complète *semble* avoir été obtenue dans 30 p. 0/0 des cas, d'après Terrier. On a d'autant plus de chances de l'obtenir que l'intervention est plus hâtive : malheureusement, les malades, peu incommodées au début, nous consultent souvent trop tard, alors que les lésions sont très étendues.

Comment se pratique l'hystérectomie vaginale ? — La matrice, vous le savez, est suspendue dans le petit bassin, soutenue par des ailerons latéraux, qui sont les ligaments larges avec leurs

---

(1) In Revue de chirurgie 1892 p. 205.

dépendances. En deux mots, l'hystérectomie consiste à section ner ces deux ligaments, après ouverture des culs-de-sac du vagin. Toute la difficulté tient à ce qu'on opère dans une voie étroite. — *Il est surtout important d'assurer l'hémostase : le grand danger de notre opération est l'hémorrhagie.* L'utérus est entouré d'un cercle artériel très riche sur ses parties latérales. Ce cercle est alimenté par trois artères provenant de sources différentes : en haut, l'artère funiculaire, peu importante, venue de l'épigastrique par l'intermédiaire du ligament rond ; puis, l'artère ovarienne qui, détachée directement de l'aorte, se loge dans le dédoublement des ligaments larges au niveau des parois latérales du bassin, et se dirige vers l'utérus, parallèlement à la trompe et au-dessous de l'ovaire, en décrivant une arcade, à convexité interne, qui vient s'aboucher avec l'artère utérine. Celle-ci vient de l'artère hypogastrique, passe dans le dédoublement du ligament large, *à sa base;* arrivée sur les côtés de la matrice, elle fournit une branche descendante pour le col, et une branche ascendante qui longe le bord latéral de la matrice et vient s'aboucher avec l'artère ovarienne au niveau de la corne utérine. Elle envoie au corps de l'utérus des branches hélicines, qui lui arrivent perpendiculairement.

La matrice est donc très richement vascularisée, et ses vaisseaux lui viennent par l'intermédiaire des ligaments larges. Le danger de l'hystérectomie est par conséquent l'hémorrhagie. Comment donc assurer l'hémostase ?

Bon nombre de chirurgiens, après avoir libéré l'utérus de ses attaches vaginales, vont appliquer des pinces à forcipressure qui saisissent les ligaments larges dans toute leur étendue. Voici en deux mots en quoi consiste ce procédé. Après incision du vagin, on cherche l'extrémité inférieure du ligament large, que l'on reconnaît à sa résistance ; on en saisit le tiers inférieur dans une pince droite, et l'on sectionne à ce niveau ; alors, avec le doigt replié en crochet, on va à la recherche du bord supérieur du ligament, on l'amène et on saisit tout le ligament large dens une pince courbe, placée en dehors de la première. On sectionne entre l'utérus et les pinces. Puis, on recommence la manœuvre du côté opposé. L'opération peut être faite en 30 ou 40 minutes.

J'ai abandonné les pinces, et pour plusieurs motifs : 1° les pinces constituent des corps étrangers laissés pendant trente-six heures dans l'abdomen ; 2° elles déterminent parfois des sphacèles énormes, avec sécrétion abondante et infection consécutive ; 3° elles peuvent ne pas réussir à assurer l'hémostase parfaite, si la masse de tissu saisi est très volumineuse, et si elles glissent, comme cela arrive encore, malgré les perfectionnements qu'elles ont reçues ; tandis que les ligatures bien appliquées, évitent toute hémorrhagie ; 4° Terrier, malgré sa grande habileté, a pincé une fois une anse intestinale qui a été ouverte, ce n'est pas là un petit inconvénient ; 5° enfin, raison qui a sa valeur, lorsqu'on dispose d'un budget très modeste, le procédé dont nous parlons, exige beaucoup de pinces qui sont rapidement hors d'usage, et qu'il faut renouveler fréquemment.

Presque seul en France, j'emploie les ligatures, au lieu des pinces. L'opération est plus longue ; et cependant, celle que vous m'avez vu pratiquer il y a quelques jours, a duré 45 minutes seulement. Je vais rapidement vous décrire le procédé que je mets en usage.

Le premier temps est le suivant : après l'abaissement de l'utérus à l'aide des pinces de Museux, j'incise le cul-de-sac antérieur, perpendiculairement au col, de façon à éviter la vessie ; avec le doigt, je décolle alors le tissu cellulaire qui sépare la vessie du col utérin, jusqu'à ce que je rencontre le cul-de-sac péritonéal antérieur ; je saisis celui-ci avec une pince, et j'y forme une boutonnière, par laquelle je passe deux doigts ; en les écartant, j'ouvre largement les culs-de-sac jusqu'au niveau des ligaments larges. Même manœuvre pour la partie postérieure. J'ai donc produit, en avant et en arrière, deux larges boutonnières, presque toujours sans hémorrhagie.

Dans un troisième temps, j'incise les portions latérales de la paroi vaginale par un coup de bistouri *léger* ; il faut éviter d'inciser profondément, car l'artère utérine n'est pas loin.

Le vagin est donc incisé sur tout le pourtour du col. C'est alors que j'applique mes ligatures. Je me sers pour cela de l'aiguille de Dechamps, armée d'un double fil de soie. Je charge d'abord le tiers inférieur du ligament large ; l'artère utérine est ainsi presque certainement saisie. Pour avoir toute certitude à cet égard, une deuxième, et, au besoin, une troisième ligature est appliquée *au dessus et en dehors de la première.* Pour lier la partie supérieure du ligament, je fais basculer l'utérus en avant, par la boutonnière antérieure. Je vais d'abord, à la recherche du fond de l'utérus, et je l'amène sous mes yeux. Je me sers pour cela de mes doigts ou plus souvent de petites pinces érignes : une première pince fixée dans la paroi antérieure de l'utérus me permet d'attirer en avant cette paroi antérieure ; une seconde pince appliquée au-dessus de la première complète le mouvement de bascule. La partie supérieure du ligament large est, de cette façon, devenue facilement accessible ; là se trouve l'artère ovarienne : une ligature, comprenant le tiers supérieur du ligament large, la saisit sûrement. Le tiers moyen est ensuite saisi à son tour. J'ai toujours soin d'appliquer, de dedans en dehors, plusieurs ligatures superposées ; ainsi étagées soigneusement les unes au-dessus des autres, elles donnent toute sécurité. Pour faciliter ces différentes manœuvres, je sectionne au fur et à mesure que je lie ; c'est un excellent moyen de s'assurer que l'hémostase est bien faite. Quand la section est complète, j'applique, en dehors des ligatures partielles, une ligature totale.

Les chirurgiens allemands laissent intact un des chefs du fil pour couper le nœud au bout de quelques jours. Je les sectionne à deux centimètres du nœud. Parfois, au bout de quelques semaines, un ou plusieurs fils s'éliminent par le vagin, avec un peu de suppuration : mais souvent ils sont parfaitement tolérés par les tissus. Il n'y a pas de sphacèle, pas de menace de septicémie. — Jamais je n'ai eu d'hémorrhagie, après ces ligatures, dans les vingt opérations que j'ai pratiquées (1).

(1) In *Journal des Sciences médicales*, Juin 1892.

# XI.

## HYSTÉRECTOMIES ABDOMINALES POUR FIBROMES UTÉRINS

Dans un mémoire publié au mois d'août 1890, dans le *Journal des Sciences médicales*, étudiant les différentes méthodes de traitement du pédicule, dans l'hystérectomie abdominale pour fibrômes utérins, nous faisions remarquer que la *méthode extra-péritonéale*, quoique n'étant pas toujours applicable, était *la plus sûre;* nous exposions les perfectionnements qu'on y avait apportés; et, à l'appui de notre thèse, nous citions trois opérations difficiles, où le succès avait été rapide et complet (1).

Nous apportons aujourd'hui quatre nouvelles observations démonstratives, et nous nous proposons de faire connaître l'opinion de quelques chirurgiens éminents.

Rappelons d'abord que les statistiques, antérieures à notre travail, donnaient un chiffre de mortalité assez élevé, puisqu'en 1884, Amiot dans sa thèse donnait la proportion de 17 % par la méthode extra-péritonéale, et 33 % par la méthode intra-péritonéale. Schwartz, dans la Revue de chirurgie, indiquait 42 %, chiffre qui nous paraît trop considérable. Dans son mémoire au Congrès de chirurgie, en 1888, Terrillon comptait 11 guérisons sur 16 opérations. On peut dire, qu'à cette époque, les statistiques les plus favorables donnaient 18 à 20 % d'insuccès, soit 1 mort sur 5 opérées.

Depuis 1890, la situation s'est notablement améliorée.

Au Congrès de chirurgie de 1891, Terrillon relate qu'il a fait

(1) Du traitement du pédicule dans l'hystérectomie abdominale pour fibrômes utérins. (*Journal des Sciences Médicales*. — Août 1890).

28 hystérectomies sus-vaginales avec pédicule externe, dont 26 avec succès ; et 28 hystérectomies sus-vaginales avec pédicule rentré dans l'abdomen, sur lesquelles il a obtenu 25 guérisons.

Pour la *méthode extra-péritonéale*, il emploie les procédés que nous avons décrits et utilisés ; ligature élastique, dessèchement du moignon, et, comme nous, il coupe le pédicule vers le 12e jour. Il rejette la suture d'une collerette de péritoine autour du pédicule, selon la méthode de Shrœder. « Non-seulement, dit-il, ce procédé est inutile, mais il me semble dangereux, en prolongeant l'opération, en multipliant les manœuvres sur le péritoine, enfin, en rendant possible, surtout pour les dernières sutures, l'épanchement, parfois abondant, de sang dans l'abdomen, sans que le chirurgien puisse surveiller cet accident ».

Nous n'avons jamais remarqué ces inconvénients, et quelques points de suture péritonéaux ne prolongent pas sensiblement la durée de l'opération ; en revanche, l'adhérence de la séreuse isole les sécrétions du pédicule de la cavité péritonéale.

La *méthode intra-péritonéale*, par réduction du pédicule dans l'abdomen avec sa ligature élastique, lui a donné aussi de bons résultats : mais, à juste titre, il ne la considère pas comme applicable à tous les cas. « Le principe de cette méthode, selon lui, est d'obtenir après l'ablation de la tumeur fibreuse, un pédicule assez mince et assez résistant, pour qu'on puisse appliquer une ligature élastique circulaire, laquelle empêche toute perméabilité des vaisseaux sanguins. Tous les cas, qui permettent l'application de ce principe, sont justiciables de cette méthode. » — Pour bien saisir l'indication posée par l'éminent chirurgien, il serait nécessaire de connaître les variétés de tumeurs, auxquelles il l'a plus spécialement appliquée. Il dit, cependant, que pour les pédicules petits, courts, et ceux qu'on peut amincir suffisamment, la méthode intra-péritonéale deviendra bientôt la méthode de choix. — « La méthode du pédicule externe s'applique surtout aux pédicules volumineux et longs. » Il reproche encore à cette dernière de laisser, après la chute du pédicule, une cavité difficile à surveiller, longue à se combler ; car elle y met souvent deux ou trois mois : enfin, elle est la cause fréquente de septicémies tardives, si la surveillance de la plaie anfractueuse est insuffisante. Souvent une fistule vagino-utéro-abdominale s'établit ; plus tard, la cicatrice se laisse distendre, et devient parfois le siège d'une éventration. — Nous n'avons vu survenir aucun de ces accidents, dans nos opérations; et la cicatrisation, n'a pas présenté à beaucoup près, une durée aussi considérable.

En octobre 1890, le Dr Richelot, dans une intéressante communication à la Société de Chirurgie, sur les indications de l'électricité, de la castration ovarienne et de l'hystérectomie pour fibrômes utérins, rapporte une série de 10 cas heureux d'hystérectomie *avec ligature élastique perdue intra-abdominale*. Sur ces dix cas, il faut en défalquer deux, qui sont des opérations d'*ovario-hystérectomie* pour kystes ovariens complexes adhérents à l'utérus. La plupart des huit autres fibrômes sont de petit volume (un de 800 gr., un d'un kilogr., un du volume du poing, un du volume des deux poings l'utérus compris ; trois, plus gros, ont le volume d'une tête de fœtus. Un dernier pèse 3 kilog. 300 gr.). Il s'agit donc de tumeurs fibreuses dont le pédicule est pour la plupart, autant qu'on peut le savoir, médiocrement volumineux et favorable à l'application du lien élastique, à son abandon dans la cavité péritonéale. Pour les cas cités par l'habile chirurgien de l'hôpital Tenon, nous comprenons que le traitement intra-abdominal puisse être considéré comme la méthode de choix. Mais, nous croyons que c'est beaucoup s'avancer que de tirer des faits précédents cette conclusion : « que le pronostic de l'hystérectomie abdominale — sauf un peu plus de labeur et par suite quelques aléas — ne diffère pas sensiblement du pronostic de l'ovariotomie. » Tout au plus, ainsi que l'a remarqué M. Terrier dans la discussion qui a suivi, peut-on rapprocher de l'ovariotomie, certaines hystérectomies à pédicule *peu volumineux*, *parfaitement aseptiques*, *dans lesquelles la cavité utérine n'a pas été ouverte*.

Voici, du reste, l'opinion des divers chirurgiens sur les méthodes *extra-péritonéale* et *intra-péritonéale* comparées.

Nous avions, un des premiers, appelé l'attention sur l'importance et sur le rôle du moignon utérin, et sur les méthodes diverses de traitement employées à son égard : il y a quelque intérêt à voir les résultats de l'enquête soulevée jadis par nous.

M. Bouilly s'exprime ainsi : « Bien que je sois tout disposé à me servir, à l'occasion, de la méthode intra-péritonéale, dans le traitement du pédicule de l'hystérectomie, je suis cependant moins radical, à cet égard, que M. Richelot, et ne puis consentir à *rayer de ma pratique la méthode extra-péritonéale* qui, du reste, dans certains cas, est seule applicable. Depuis que la technique opératoire de l'hystérectomie avec pédicule externe s'est améliorée par l'emploi du tube élastique, et que nous avons perfectionné notre antisepsie, la statistique de cette opération s'améliore. Mes huit dernières opérées, bien que le pédicule ait été fixé à l'extérieur, ont guéri, et je ne comprends pas trop que M. Richelot ait eu, dans les cas de ce genre, des accidents fébriles dus, sans aucun doute, à une antisepsie insuffisante du moignon... Pour être moins brillants, les succès de l'hystérectomie avec pédicule externe sont tout aussi assurés qu'avec la méthode rivale. »

Pour M. Terrillon, « les résultats de la méthode intra-péritonéale sont excellents, lorsque le lien élastique s'applique bien, que la largeur du pédicule ne dépasse pas celle d'une pièce de 5 francs... Lorsque les pédicules sont volumineux, qu'ils atteignent la grosseur du poignet, il faut se défier. » — Or, c'est toujours à des pédicules volumineux, que nous avons eu affaire dans nos opérations.

D'après M. Pozzi : « Si les pédicules sont peu hémorrhagiques et si la cavité utérine n'a pas été ouverte, la réduction du pédicule est excellente.... Si l'on compare les deux traitements en bloc, *c'est le traitement extra-péritonéal pourtant, qui donne la moindre mortalité*. C'est ce dernier, en effet, qui met le mieux à l'abri des dangers dus à la mortification des gros pédicules, de l'infection péritonéale causée par la cavité utérine, ainsi que des hémorrhagies immédiates. »

Selon M. Terrier, « si l'on suppose que le pédicule soit susceptible de produire l'infection, il vaut mieux le fixer au dehors. *L'opération* (avec pédicule interne), *n'est bénigne que pour les fibromes peu volumineux, reliés à l'utérus par un pédicule mince*. »

M. Routier a toujours fait un pédicule extérieur, dans ses hystérectomies, et cela malgré les succès qu'il a vu obtenir par la ligature élastique et le pédicule rentré. Il redoute, en rentrant le pédicule, les hémorrhagies, la gangrène trop rapide du moignon, et la difficulté de le rendre aseptique. Sur 12 hystérectomies, par la méthode externe, il a eu 11 succès.

M. Segond estime que, « jusqu'à nouvel ordre, la fixation extérieure du pédicule, lorsqu'elle est possible sans trop de tiraillements, est encore la méthode la plus sûre... Il se peut qu'à l'avenir les progrès de la technique opératoire nous permettent de faire mieux : mais il ne croit pas que ce soit la ligature élastique perdue qui réalise jamais ce perfectionnement ; et, ce n'est pas sans raison que ce procédé a été abandonné par ceux-là même qui l'avaient imaginé. Sans parler du pronostic opératoire immédiat, qui est, croit-il, moins grave quand on peut laisser le pédicule en dehors ; il est, en tout cas, bien clair que les inconvénients du traitement extra-péritonéal, tels que la durée de la cicatrisation et les hernies qui peuvent se développer au niveau de la cicatrice, sont moindres que les déboires réservés par l'élimination consécutive si fréquente des lanières de caoutchouc ou des fils qu'on abandonne dans le péritoine en cas de réduction du pédicule. »

Ce n'est pas seulement en France que l'opinion des chirurgiens les plus compétents se manifeste favorable au pédicule extérieur, au moins pour les tumeurs d'un certain volume

Nous trouvons sur ce sujet une discussion intéressante, à la Société de gynécologie de Londres.

Le Dr Heywood Smith, ayant présenté une nouvelle méthode de traitement du pédicule de l'hystérectomie, par réduction du pédicule, après taille de larges lambeaux péritonéaux, etc., le Dr Greig Smith (de Bristol) lui répond en ces termes :

« Il faut uniquement se préoccuper de sauver la vie des malades, et peu importe que le procédé opératoire soit élégant ou non, pourvu qu'il donne de meilleurs résultats que les autres méthodes. Les règles générales que cherchent à imposer quelques opérateurs, en se basant sur un petit nombre de faits personnels, ne sont pas admissibles.

« Il est évident que le procédé ne saurait être le même quand il s'agit d'enlever une tumeur qui ne pèse que 4 ou 5 kilos, et lorsqu'on est appelé à pratiquer l'ablation de tumeurs pesant 20, 30 et même 40 livres. Tout chirurgien dont l'expérience personnelle ne repose pas sur un nombre considérable de tumeurs de toutes dimensions, est mal fondé à exprimer un avis formel sur le traitement à suivre en général. Une opération qui expose l'opérée au danger de la suppuration dans la cavité péritonéale, alors qu'il est matériellement impossible d'évacuer le pus, ne saurait inspirer la confiance. On parle à la légère de tailler de larges lambeaux péritonéaux, de jeter des ligatures sur les ligaments larges, et même sur les vaisseaux utérins et ovariens, séparément! Mais, comment faire tout cela quand il s'agit de ces tumeurs énormes qui soulèvent le péritoine pelvien comme une grossesse de 7 ou 8 mois? Dans ce cas, il n'existe plus, pour ainsi dire, de ligaments larges, et les vaisseaux sanguins et les organes se trouvent tellement déplacés, qu'il est impossible de retrouver les artères pour en faire la ligature.

« Mon expérience personnelle comprend seulement une vingtaine de faits. Dix fois l'opération a été faite par la méthode intra-péritonéale ; mais il s'agissait de cas faciles, n'offrant pas de difficultés opératoires sérieuses. Toutes les autres opérations ont été traitées par la méthode extra-péritonéale. Jusqu'à présent il n'y a pas eu de mort à déplorer, mais les seuls cas qui aient fait naître des inquiétudes sérieuses, sont ceux dans lesquels la méthode intra-péritonéale fut employée. »

Il est impossible, selon nous, d'exprimer avec plus de justesse et de clarté, le parallélisme des deux méthodes.

Mais, dans la même réunion, Lawson Tait, avec sa haute autorité, a été plus expressif encore : « Il déclare qu'il partage les opinions exprimées par Greig Smith. En se basant sur plusieurs centaines d'observations, il affirme ne plus vouloir faire d'hystérectomie qu'à l'aide du clamp, c'est-à-dire par la méthode extra-péritonéale. Il se peut que, dans l'avenir, on se trouve en possession de procédés entièrement nouveaux qui rendront la méthode intra-péritonéale praticable, mais pour le moment et dans l'état actuel de la science, il se refuse à adopter ce dernier procédé. D'après son expérience personnelle, la mortalité après l'hystérectomie par la méthode extra-péritonéale ne dépasse pas 5 %, et c'est là un fait qu'on ne doit pas ignorer. » (1).

Dans la discussion à la Société de Chirurgie, M. Pozzi signale aussi l'opinion des chirurgiens étrangers :

« Il y a longtemps déjà que Olshausen, Sänger, etc..., ont tenté d'employer exclusivement la méthode intra-péritonéale ; mais, mieux éclairés sur ses accidents immédiats ou éloignés, ils l'ont depuis lors abandonnée dans bien des cas. »

Dans le but d'éviter les inconvénients et les dangers qui résultent de la réduction dans la cavité péritonéale, du moignon du col utérin, si difficile à rendre aseptique, quelques chirurgiens ont tenté de le supprimer, de faire l'hystérectomie

---

(1) Voy. *Semaine médicale* du 17 février 1892.

totale. Les uns, après section de la tumeur, selon les procédés ordinaires, enlèvent le col ou pédicule restant, par l'abdomen, les autres, par le vagin.

Sur 30 opérations du premier genre, Martin a eu 8 décès, ce qui est une proportion relativement considérable. M. Guermonprez qui l'a aussi pratiquée deux fois a eu un succès et un insuccès.

M. Bouilly a pratiqué l'extirpation du moignon utérin dans un cas spécial une fois avec succès ; et le Dr P. Goullioud, de Lyon, qui s'est fait le promoteur de la méthode, a réussi aussi une fois (1).

Il est impossible de se prononcer, à l'heure actuelle, sur la valeur de l'hystérectomie totale. Dans un cas difficile, où les myômes étaient volumineux, nombreux, inclus dans les ligaments larges et derrière la vessie, et où il était impossible de faire un pédicule intérieur ou extérieur, nous avons échoué.

L'hystérectomie totale, si satisfaisante en théorie, crée des manœuvres nouvelles, qui prolongent la durée de l'opération et surtout, qui par la répétition des actes chirurgicaux rendent plus difficile l'asepsie opératoire. « Ce qui domine l'histoire de l'hystérectomie a dit M. Terrillon dans sa communication au Congrès de chirurgie, c'est l'importance des moindres détails opératoires et des précautions antiseptiques. »

Il est à craindre que l'hystérectomie totale soit peu facilement réalisable, dangereuse, dans les cas de grosses tumeurs fibreuses, de tumeurs incluses dans les ligaments larges, dans le tissu pelvien; cas, où précisément elle serait très utile. — L'avenir établira sa réelle valeur.

Nos observations vont maintenant montrer que, pour des cas difficiles, complexes, et pour des tumeurs considérables l'hystérectomie avec pédicule externe, *est une méthode sûre, qui permet de sauver la vie des malades.*

---

(1) *Lyon médical*, N° 42, 1891.

Comme terme de comparaison nous rapportons brièvement d'abord une observation déjà ancienne avec pédicule interne.

### Observation I.

*Fibrôme sous-péritonéal du poids de 4 kil. — Opération. — Réduction intra-abdominale du pédicule. — Guérison.* (Recueillie par M. Vanheuverswyn.)

Sr X..., fille de la Charité, âgée de 48 ans, porte une tumeur abdominale depuis 15 ans. Rien à signaler dans ses antécédents héréditaires. Pendant un séjour en Amérique, elle contracta la fièvre jaune. Alors qu'elle était encore en Amérique, elle s'aperçut de sa tumeur pour la première fois. A son retour en Europe, il y a 9 ans, cette tumeur avait le volume d'une tête de petit enfant, au dire de la malade. Sa presence n'avait aucune influence sur la santé générale : elle n'occasionnait guère que quelques élancements douloureux dans les lombes et les aînes. La malade, qui dirigeait un ouvroir, pouvait vaquer à des occupations assez pénibles. Mais des crises douloureuses apparurent ensuite, et devinrent de plus en plus intenses, s'accompagnant de vomissements, obligeant la malade à garder le lit pendant plusieurs jours, et donnant à son entourage de grandes inquiétudes. Les intervalles de tranquillité devinrent de plus en plus courts, et la malade s'affaiblit graduellement. Les règles cessèrent, il y a quelques mois. Depuis lors, la patiente est presque toujours couchée et souffre beaucoup. Elle mange peu, ne prend que du lait et des œufs, et a des digestions fort pénibles : elle est très amaigrie.

La tumeur occupe les régions hypogastrique, ombilicale, les fosses iliaques et les flancs. Elle a son plus grand diamètre dans le sens transversal, et paraît bilobée. Elle est dure, résistante, assez mobile dans tous les sens, excepté de bas en haut; elle a son point d'attache dans le petit bassin. Diagnostic : fibrôme ovoïde volumineux, sous-péritonéal.

Opération le 2 mai 1887. Incision de 15 centimètres, qu'il faut ensuite prolonger de l'appendice xiphoïde au pubis. Larges adhérences épiploïques et à une anse intestinale : on les décolle peu à peu avec les doigts. Les tuniques externes de l'anse intestinale déchirées sont réunies avec quelques sutures au catgut.

La tumeur extraite de la cavité abdominale tient au fond de l'utérus par un pédicule de 6 cent. transversalement, sur 0,02 cent. d'épaisseur. Celui-ci est saisi avec une pince clamp de L. Championnière ; on coupe au-dessus de la pince. On applique ensuite sept ligatures au fort fil de soie sur le pédicule. On le réduit dans l'abdomen. On ferme le ventre par 20 sutures au fil d'argent.

Guérison sans incidents : la température n'a jamais dépassé 37°.

La tumeur était un gros fibrôme ovoïde, de 35 centimètres de diamètre transversal, de 20 cent. verticalement. Elle pesait 4 kilogr. 300 gr.

Dans ce cas, les conditions favorables pour la réduction intra-péritonéale étaient réunies : fibrôme sous-péritonéal, pédicule peu volumineux, absence d'ouverture de la cavité utérine. — Il n'en est pas de même dans les quatre observations suivantes.

### Observation II.

*Fibro-myome volumineux du fonds de l'utérus. — Hystérectomie. — Pédicule externe. — Guérison sans incidents en 30 jours.*

Madame X..., religieuse, âgée de 48 ans, est examinée par nous pour un énorme fibrôme utérin. Depuis plusieurs années, il a déterminé des hémorrhagies abondantes, une gêne considérable par son poids, et parfois des crises douloureuses dans les nerfs lombo-ovariens et cruraux. Il a amené par suite des pertes et d'un état dyspeptique assez prononcé ; et à la moindre fatigue, de la dyspnée.

Le développement de l'abdomen est celui d'une grossesse presqu'à terme. La forme est celle d'une matrice distendue : la tumeur pyriforme remonte jusqu'à trois ou quatre travers de doigts de l'appendice xiphoïde. Elle est régulièrement dure dans toute son étendue, mais un peu rénittente dans sa partie supérieure. Du côté du petit bassin, elle se termine en s'amoindrissant un peu, mais reste encore assez volumineuse. Le toucher permet de constater un col assez hypertrophié ; on atteint le segment inférieur de la tumeur, qui fait surtout saillie du côté du cul-de-sac postérieur. L'hystéromètre pénètre à une hauteur de 13 centimètres ; la cavité utérine est surtout développée en avant.

L'opération a lieu le 20 septembre 1890. Incision abdominale remontant à quatre travers de doigts au-dessus de l'ombilic. Extraction de la tumeur hors de la cavité abdominale. On fait quatre ligatures de fil de soie, de chaque côté, sur les ligaments larges. On applique ensuite le lien élastique : puis on sectionne rapidement la tumeur au-dessus de lui. La grosseur du pédicule dépasse celle du poignet. Aussi celui-ci est-il embroché par deux tiges métalliques, et amené dans l'incision à moitié chemin de l'ombilic et du pubis, par une traction modérée. Lavage de l'abdomen à l'eau distillée bouillie. Douze points de suture au crin de Florence sont passés à travers toute l'épaisseur des lèvres de la paroi, mais avant de les nouer le péritoine pariétal est réuni par une suture au catgut à points séparés, dans toute sa hauteur : au voisinage du pédicule, il est cousu au péritoine de celui-ci, à un centimètre au-dessous du lien de caoutchouc.

Le pansement du pédicule est fait avec un soin particulier; au-dessous des broches nous glissons des lambeaux quadrilatères de protective, qui, se rejoignant, forment une cuvette protectrice complète : nous touchons légèrement au perchlorure de fer; nous soupoudrons d'iodoforme, et nous entourons le moignon des replis d'une bande de gaze iodoformée ; par dessus, gaze phéniquée ; pansement de Lister complet ; ouate, bandage de corps, comme dans l'ovariotomie.

Les jours suivants, le pansement est fait soigneusement deux fois par jour; et deux ou trois fois, on aide à la rétraction du moignon par des attouchements au perchlorure.

Le 9e jour, le moignon nous paraissant suffisamment sec, nous le coupons à ras de la ligature élastique, avec des ciseaux courbes. Cependant deux artères non oblitérées laissent suinter un peu de sang : nous les saisissons avec des pinces à forcipressures et nous les lions. Pansement ; nul incident consécutif. La température n'a atteint qu'une seule fois 38°5, le 3e jour.

Le 20 octobre, un mois après l'opération, la patiente quittait le dispensaire, complètement guérie.

Le col de l'utérus est fixé assez haut.

D'après les nouvelles reçues, la malade n'éprouve aucune douleur, aucun tiraillement, aucune gêne dans la miction. Sa santé est redevenue excellente et elle a pu reprendre ses fonctions d'institutrice, sans aucune fatigue.

La tumeur enlevée est un fibrôme volumineux, interstitiel, occupant la paroi postérieure et le fond de la matrice. Cette tumeur est creusée à sa partie supérieure d'une cavité kystique ou géode du volume des deux poings, contenant un liquide brun sale. Elle pèse 7 kilog. 500.

Nous ferons remarquer dans cette opération les suites bénignes, la rapidité de la guérison, malgré le pédicule externe, et l'absence d'aucuns troubles consécutifs. C'est que nous avions traité le pédicule selon la méthode que nous avons décrite dans notre travail précédent. Nous avons excisé le pédicule dès que nous avons jugé l'oblitération des vaisseaux suffisante, c'est-à-dire très hâtivement, du 10e au 12e jour, ce qui diminue d'autant la longueur du traitement. Nous n'avons eu de ce côté aucune complication inflammatoire, à cause des soins donnés aux pansements.

### Observation III.

*Fibro-myôme interstitiel postéro-supérieur de l'utérus. Hystérectomie. Pédicule externe. Guérison* (Observ. recueillie par M. Briquet, interne du service).

La nommée X......, 40 ans, entre à l'hôpital La Charité, le 17 juillet 1890, salle St-Augustin 19, dans le service de M. Duret. Cette femme a eu deux enfants, a toujours été réglée régulièrement deux ou trois jours, chaque mois. Depuis deux ans, elle souffre pendant plusieurs jours au moment des règles, et a des pertes blanches. Depuis quinze jours elle perd constamment du sang, et a des douleurs plus vives dans tout le bas-ventre et les cuisses.

Le ventre est soulevé à droite par une tumeur, et a l'aspect d'une grossesse de 5 à 6 mois. La consistance de la tumeur est uniformément dure, et elle a à travers l'abdomen, le volume d'une tête d'enfant de trois ans.

Au toucher vaginal, le col est gros, entr'ouvert, déchiré, granuleux, et regarde presqu'en arrière. On trouve la tumeur saillante dans le cul-de-sac latéral droit et antérieur.

Par la palpation bi-manuelle, on a la sensation qu'il y a en avant de la matrice, et faisant corps avec elle une tumeur qui occupe surtout sa face antérieure. Cette tumeur est dure, lisse, très mobile, non douloureuse : c'est évidemment un fibrôme.

Au spéculum le col a les caractères que le toucher avait fait connaître, l'hystéromètre pénètre à 7 cent., et quand on mobilise latéralement la tumeur, son manche subit un déplacement en sens inverse.

Le 26 juillet, l'hystérectomie abdominale est pratiquée par M. Duret, Incision depuis deux travers de doigts au-dessus de l'ombilic au pubis. Couche adipeuse très épaisse de 4 à 5 centimètres. Après l'ouverture du péritoine, on trouve une tumeur lisse, qu'il est facile de faire sortir par l'incision. Elle a le volume d'une tête d'enfant d'un an, quand elle est ainsi au dehors. Elle fait partie de l'utérus, et paraît difficilement pédiculisable. Les annexes très développés s'insèrent latéralement aux parties inférieures de la masse. On les lie, de chaque côté, à l'aide de 4 fils de soie, et après les avoir incisés, il reste un pédicule de 6 à 7 centimètres dans tous les sens. Ligature à l'aide du serre-nœud de Terrillon et du cordon élastique. On enlève alors matrice et tumeur au bistouri, en faisant une coupe horizontale au-dessus de l'anse de caoutchouc ; au centre de la section orifice arrondi de la cavité utérine. Fixation du pédicule à l'aide de broches, selon la méthode ordinaire. Lavage du péritoine à l'eau bouillie.

Suture du feuillet pariétal du péritoine autour du pédicule, de manière à former la gouttière de Sirœder. On termine la fermeture d la paroi abdominale par 8 sutures au crin de Florence. Le pédicule est fixé aussi à l'union du 1/3 supérieur et des 2/3 inférieurs de la plaie. Il est cautérisé au perchlorure et pansé comme d'habitude.

Le soir de l'opération 37°4.

27-28 juillet. Pansements, pas d'élévation de température.

29 soir, 38°5.

30, légère ulcération de la peau sous les broches, soir 38°5.

Les jours suivants pansement bi-quotidien.

A ce moment nous quittons le service.

Du 5 au 7 août, il survient un empâtement profond, et un petit abcès au voisinage du pédicule.

Les fils de suture avaient été enlevés le 4 août.

Le 11 août, le pédicule est enlevé aux ciseaux, sans incident.

Le 18 août, la malade commence à se lever un peu.

Au commencement de septembre un peu de cystite, causée par

les cathétérismes antérieurs. Lavages boriqués. Elle quitte l'hôpital quelques jours après, complètement guérie.

*Examen de la tumeur.* La masse enlevée a la forme d'un cône tronqué à base supérieure, aplati d'avant en arrière. La coupe du pédicule a porté à la partie inférieure de la matrice, presqu'au niveau du col : cette coupe montre au centre l'orifice de la cavité utérine, orifice de 5 millimètres de diamètre, entouré dans tous les sens par la paroi utérine épaisse de 3 centimètres. Les trompes s'insèrent sur les bords latéraux, à droite à 7 cent. de la coupe du pédicule ; à gauche, à 2 cent. seulement. Le grand axe vertical de la tumeur mesure 15 cent., l'axe transversal 12 centimètres. Si on pratique une coupe sur la face antérieure et suivant la ligne médiane, on tombe à 3 cent. de profondeur dans la cavité utérine, et on peut alors se rendre compte de la forme qu'elle a prise et de la situation qu'elle occupe. Elle est aplatie et reportée à gauche : sa corne gauche est restée normale ; mais la corne droite est allongée de bas en haut et de gauche à droite pour se terminer à l'origine de la trompe de ce côté, qui, comme nous l'avons vu est beaucoup plus élevée. Le fibro-myôme occupe dans le fonds la partie latérale droite et la paroi postérieure de la matrice, il a environ 10 centimètres de diamètre et est entouré de toutes part par le muscle utérin, qui épais de 3 cent. à la partie inférieure, va s'amincissant progressivement vers le pôle supérieur de la tumeur, où il ne mesure pas plus que quelques millimètres.

### Observation IV.

*Double fibro-myome du fonds de la matrice. — Hystérectomie. — Guérison.* (Observation recueillie par M. Briquet, interne de service).

La nommée X..., de Steenvoorde, 38 ans, entre à l'hôpital de la Charité, le 2 octobre 1890, dans le service de M. le professeur Duret. Elle a toujours été bien réglée, mais depuis 8 ans qu'elle est mariée, elle n'a pas eu d'enfants.

En 1883, elle s'aperçut, pour la première fois, de la présence dans le flanc droit, d'une tumeur mobile qui se déplaçait facilement de gauche à droite. Cette tumeur a toujours augmenté de volume, sauf depuis un an qu'elle paraît rester dans le statu quo. La malade n'éprouve pas de troubles dans la miction ou la défécation, mais une gêne constante, des tiraillements, de la douleur, et la marche lui est devenue très pénible.

Le ventre forme une saillie sphéroïdale, qui remonte à peu près jusqu'aux fosses côtes et présente des bosselures secondaires. L'une est à droite de l'ombilic et s'étend jusqu'à l'épine iliaque du même côté. A gauche se trouve l'autre, du volume d'une tête de fœtus à terme, va de l'ombilic aux fausses côtes, et paraît appliquée intimement sur la première.

La tumeur abdominale serait donc composée de deux parties, l'une en forme de poire à grosse extrémité en haut et à droite, l'autre sessile, sphéroïdale, accolée à la partie gauche, supérieure de la première. Toute la masse est dure, de consistance uniforme, sans élasticité, plus mobile vers la gauche que vers la droite. Dans le sens vertical, on ne peut imprimer aucun mouvement. Sonorité complète en avant; il n'y a donc pas d'anses intestinales entre la tumeur et la paroi abdominale.

Au toucher, le col est petit; il n'y a pas de saillie dans les culs-de-sacs, mais quand on enfonce les deux doigts profondément en avant et en arrière du col, on atteint la tumeur. Quand on imprime à cette dernière des mouvements de latéralité, la matrice ne paraît entraînée, que si ces mouvements sont portés un peu loin. Il semble que la tumeur est en contiguïté par son lobe inférieur avec la matrice, à laquelle elle adhère latéralement par un pédicule assez étendu.

Au speculum, col de nullipare. Il faut courber fortement l'hystéromètre et diriger sa pointe vers la gauche pour atteindre le fond de la cavité utérine, qui est à 10 centimètres de l'orifice du col.

L'hystérectomie abdominale est pratiquée le 6 octobre par M. Duret.

Pour sortir le fibrôme de la cavité péritonéale, on se trouve dans la nécessité de prolonger l'incision à 10 centimètres au-dessus de l'ombilic. Le pédicule est fort large. La tumeur est développée au niveau du fond de l'utérus, et les annexes situées profondément n'apparaissent pas pendant l'opération. Ligature élastique aussi bas que possible, au-dessus des annexes. Celles-ci sont enlevées consécutivement, et 3 ligatures à la soie placées de chaque côté sur les ligaments larges.

Le pédicule, qui a le volume du poing est embroché et attiré assez difficilement à l'extérieur.

Pansement, selon la méthode ordinaire de M. Duret.

Les suites opératoires sont des plus simples.

Le surlendemain de l'opération, la température atteint 38°4. C'est la seule fois qu'elle ait dépassé 38°.

Les pansements ont été faits les 8, 9, 11, 13, 16, 19, 23 octobre. Les fils de suture ont été enlevés complètement le 9e jour.

Le pédicule s'est détaché lui-même, sans trace d'hémorrhagie, quand on l'a soulevé, pour le couper, le 13e jour.

La plaie du moignon se cicatrise rapidement, et le 28 octobre la malade se lève et sort guérie quelques jours après.

La tumeur enlevée pesait 4 kilogr. 600 gr. Elle était formée de deux lobes, l'un du volume des deux poings occupant la partie latérale droite de l'utérus, l'autre du volume d'une tête de fœtus correspondant au fond du même organe.

## Observation V.

*Énorme fibrome de l'utérus, pesant 10 kilogrammes. — Hystérectomie. — Pédicule large et court. — Guérison sans accidents.*

Mme G.., 51 ans, a eu deux enfants qui ont maintenant l'âge adulte.

La tumeur qu'elle porte aurait débuté il y a 4 ou 5 ans. Toutes les trois semaines, elle a des métrorrhagies très abondantes, qui durent huit à dix jours.

Elle présente un ventre énorme tombant jusqu'au milieu des cuisses. Il mesure 1 mètre 55 de circonférence. C'est à peine si la malade est capable de se mouvoir; la respiration est constamment gênée, et, au moindre effort, elle a de la dyspnée. Les membres inférieurs sont énormes, œdématiés dans toute leur hauteur.

La paroi abdominale est le siège d'un œdème considérable à sa partie inférieure, elle forme un pli très épais, rouge, presque phlegmoneux ; l'ombilic dilaté a le volume du poing.

Une tumeur solide occupe toute la cavité abdominale, soulève les flancs, et repousse les deux hypochondres en dehors. Nulle part il n'y a de sonorité ; c'est seulement dans la partie la plus reculée des lombes qu'on constate la présence des intestins.

La saillie du ventre entre les cuisses rend très difficile le toucher vaginal ; on peut reconnaître cependant que le col de l'utérus est volumineux, et que le segment accessible de la matrice fait partie de la tumeur.

Le 16 septembre 1891 a lieu l'opération avec l'aide des Drs Lingrand, Voituriez et Vallin.

Incision de la paroi abdominale dans toute sa hauteur ; celle-ci très œdématiée et grasse mesure au moins dix centimètres d'épaisseur.

Après avoir séparé avec la main quelques adhérences épiploïques, on accouche de la cavité abdominale une tumeur énorme, sphéroïdale ; les efforts de trois aides sont nécessaires pour la soutenir. A la surface rampent des vaisseaux du volume du pouce. Les ligaments larges très développés, parcourus par des plexus veineux, très gros et très sinueux, remontent à mi-hauteur de la masse. Celle-ci descend aussi profondément dans le petit bassin, et s'enfonce derrière la vessie, volumineuse, étalée à sa surface, jusqu'à une hauteur de douze à quinze centimètres au-dessus du pubis.

Après avoir fait à la face antérieure de la tumeur une incision transversale à hauteur convenable, on dissèque et on détache la face postérieure de la vessie, jusqu'au voisinage du col utérin.

On se demande d'abord si on pourra pédiculiser une pareille tumeur. En la soulevant péniblement, on passe d'abord un lien élastique du volume du petit doigt ; fixé dans le serre-nœud, il enserre en même temps les ligaments larges. La partie comprise ainsi dans l'anse élastique dépasse de beaucoup le volume des deux poings d'un adulte vigoureux. On serre ensuite dans quatre ligatures formant paquets, les ligaments larges, au-dessous du lien élastique ; on les coupe ; puis on replace le lien élastique au niveau de la section, et on le serre aussi fortement que possible. On commence à couper rapidement avec un petit couteau à amputation la face antérieure de la tumeur ; des flots de sang noirâtre jaillissent des sinus veineux et couvrent le champ opératoire. On l'éponge. En arrière nous sentons une artère énorme du volume de la fémorale. Une troisième fois, nous serrons encore plus fortement le cordon élastique. Puis la section est achevée. On nettoye le champ opératoire ; on referme un peu en haut la plaie abdominale. Puis, on procède à un lavage abondant avec l'eau distillée bouillie.

Le pédicule est court, et épais ; son diamètre est d'environ 12 centimètres. Nous ne cherchons pas à l'amincir par évidement conique, le lien eût glissé, et, nous aurions eu une hémorrhagie. Avec quelque peine on amène le pédicule aussi haut que possible, on le transperce avec des broches et on le fixe à 6 ou 8 centimètres au-dessus du pubis. Formation d'une collerette péritonéale autour de lui, par 6 ou 8 points séparés. Suture continue du péritoine ; 28 points de suture séparés au crin de Florence sur la plaie abdominale. En raison de l'épaisseur de la paroi, le pédicule est au fond d'une excavation profonde.

Pendant les huit premiers jours, deux pansements soigneux sont faits, selon notre méthode ordinaire. Aucune complication ne survient. La température ne dépasse guère 38°. — Les sutures sont enlevées le 9e jour et le pédicule encore très épais est détaché aux ciseaux le 14e jour, sans incident.

L'excavation résultant de la chûte du pédicule est pansée chaque jour et se comble peu à peu. Le 26 octobre, quarante jours après l'opération, la malade quitte le dispensaire, complètement guérie. L'œdème des jambes et de la paroi abdominale sont disparus.

Nous avons revu la malade ces temps derniers. La santé générale est excellente ; le teint,qui était blafard, est coloré ; toutes les fonctions s'accomplissent bien. Aucune douleur, ni tiraillement au niveau du pédicule ; aucune tendance à la hernie. La malade porte simplement une large ceinture en tricot élastique.

Elle peut faire des courses prolongées, et se livre sans fatigue à des travaux de force.

La tumeur enlevée pesait 19 kilogrammes. C'est un énorme fibrome, en partie mou, en partie dur, développé surtout dans la partie postérieure et dans le fond de la matrice ; il est creusé, en divers endroits, de géodes du volume du poing, contenant un liquide brun très-visqueux.

Quiconque voudra prendre la peine de parcourir nos observations, les quatre de ce mémoire et les trois du précédent(1), reconnaîtra que du jour de l'opération jusqu'à leur complète guérison, jamais nos malades n'ont couru aucun danger grave.

---

(1) Voir *Journal des Sciences médicales* 1890.

La température s'est maintenue peu élevée ; il n'y a eu aucune réaction péritonéale ; le moignon, pansé soigneusement, n'a produit aucune complication inflammatoire du côté de la paroi.

La préférence pour la méthode du pédicule externe était indiquée, puisque dans tous les cas, il s'agissait de tumeurs difficiles à enlever, et à enserrer dans le lien élastique. La dernière observation est surtout remarquable à cet égard, et constitue un beau succès.

Nous sommes donc autorisés à dire que la méthode du pédicule externe, dans l'hystérectomie, *est une méthode sûre dont les résultats ne sont pas aussi lents que certains l'ont prétendu*. Nous sommes d'accord sur ce point, avec les chirurgiens éminents dont nous avons interrogé le témoignage, au début de ce travail. Pour une seule fois que nous nous sommes écartés de ce procédé, nous avons eu un insuccès, qui dépare notre série heureuse de huit cas consécutifs.

Voyons quelles sont les principales critiques qu'on a élevées contre le pédicule externe.

Disons d'abord, que tous admettent la méthode, dès qu'elle est applicable, que le pédicule est volumineux, atteint le volume du poignet, dit M. Terrillon — ce qui est fréquent. Elle est indiquée plus spécialement encore si le cavité utérine est spacieuse, et *reste largement béante dans le pédicule*.

Nous avouons avoir tendance à l'employer dans presque tous les cas, où l'opération offre quelque difficulté, et où le moignon utérin est d'un volume qui dépasse les trois doigts réunis.

Selon nous, la cause de la mortalité élevée autrefois, dans l'hystérectomie, résidait dans quelque négligence des précautions antiseptiques, et surtout dans la sécrétion post-opératoire du pédicule. Nous avions appelé, un des premiers, l'attention des chirurgiens, sur ce fait, avec une certaine insistance, dans notre premier mémoire : elle expliquait, selon nous, ces septicémies si singulières, si rapides, qui, sans élévation de température, sans phénomènes péritonéaux, causaient la mort des malades. « La secrétion post-opératoire du pédicule, disions-nous, se fait sans doute par ses veines, ses lymphatiques, ses interstices. Elle existe dans toute plaie, lorsqu'il n'y a pas une coaptation exacte des surfaces ; avec les fils de soie, bien qu'on les ait enchaînés deux à deux, et si serrés qu'on les suppose, la rétraction des fibres musculaires et des tissus conjonctifs peut survenir. *Le moignon laisse suinter, les premiers jours, des exsudats séro-sanguinolents*, puis séreux, qui s'accumulent dans la cavité de Douglas, *qui fermentent rapidement*, soit que les germes leur surviennent d'une antisepsie opératoire qui n'a pas été extrêmement rigoureuse ; *soit que ceux-ci remontent de la cavité utérine ou du vagin*; soit enfin que les nombreuses ligatures elles-mêmes en soient l'origine. L'existence de ces sécrétions abondantes, se trouve démontrée par les autopsies, dans les cas de larges et épais pédicules, après les ovariotomies et hystérectomies. On les constate également, lorsque l'opération a eu lieu avec drainage abdominal ou vaginal ; les pansements sont rapidement souillés par cette sérosité, et il faut les charger fréquemment pendant les premiers jours. » (1).

Telles sont les raisons physiologiques et cliniques, qui nous avaient fait préconiser la méthode du pédicule externe.

Les critiques, qu'on a formulées contre elle, sont relatives à des phénomènes primitifs ou secondaires.

Primitivement :

1° Difficulté d'amener le pédicule au dehors, de le fixer à une hauteur convenable ;

2° Difficulté de l'isoler à sa base de la cavité péritonéale ;

3° Nécessité des pansements fréquents ;

4° Longue durée du traitement ;

---

(1) Loc. cit. p. 5.

5° Complications inflammatoires au niveau du pédicule; septicémies tardives, suppurations, abcès, décollements, fistules cutanées, fistules cutanéo-utéro-vaginales.

Consécutivement :

1° Dangers d'une cicatrisation peu solide de la paroi et d'une hernie;

2° Tiraillements exercés par le pédicule, qui attire fortement la paroi; douleurs; gêne dans la miction, par suite de l'obstacle apporté au développement de la vessie, lorsqu'elle est en état de plénitude.

La difficulté d'amener le pédicule à la paroi abdominale est réelle, lorsque celui-ci est trop court. Cela survient surtout, lorsque la tumeur est développée dans le segment inférieur de l'utérus. Malgré cela, le vagin présente une telle élasticité, surtout chez les femmes qui ont eu des enfants, que, presque toujours, l'opération achevée, on réussit à remonter suffisamment le pédicule. La paroi, même épaisse, se déprime suffisamment, si on y met du soin, de la douceur et de la patience. Il y a toutefois des exceptions : mais elles sont rares. — Nous insistons sur la précaution que nous avons toujours prise, de fixer le pédicule aussi loin que possible de la vessie.

On isole généralement le pédicule de la cavité péritonéale à sa base, en fixant, par quelques points de suture séparés, le péritoine pariétal au péritoine du moignon utérin, au-dessous du lien élastique. Ces points de suture sont vite appliqués, et ne prolongent pas l'opération d'une manière appréciable. Il faut serrer exactement les sutures profondes au crin de Florence de la paroi, au-dessus et au-dessous du pédicule : mais cette manœuvre, employée seule, nous paraît moins sûre que la précédente.

L'objection de la nécessité des pansements fréquents n'a qu'une valeur relative, si, à ce prix, on sauve l'existence des opérées. D'ailleurs, après quelques jours, la sécrétion du pédicule diminue; il devient sec et dur, et les pansements sont moins répétés. L'adjonction de la poudre de tannin à l'iodoforme, les attouchements au perchlorure de fer, facilitent cette rétraction du pédicule : on peut même laisser en place le même pansement plusieurs jours consécutifs. — Enfin, *comme nous avons pris soin de le conseiller dans notre premier travail*, du 12 au 15e jour, on peut sans danger couper à petits coups, aux ciseaux courbes, le pédicule desséché, au ras du lien élastique. Les vaisseaux sont suffisamment oblitérés : ce qui reste au-dessous se résorbe, et disparaît bientôt au milieu des bourgeons charnus de l'excavation.

La durée du traitement du pédicule n'est pas aussi longue, qu'on a bien voulu le faire croire : on peut voir, par nos observations, que du 30e au 40e jour la cicatrisation est complète.

Quand on prend les soins nécessaires, les complications au voisinage du pédicule sont rares : nous n'avons jamais observé, une seule fois, qu'un abcès sous-cutané, et quelques ulcérations superficielles, si les téguments n'avaient pas été suffisamment protégés contre la pression des broches : jamais nous n'avons vu de décollements phlegmoneux, de fistules cutanées, encore moins de fistules cutanéo-utéro-vaginales.

Les complications tardives, signalées par quelques auteurs, ne sont pas survenues dans les cas que nous relatons. La cicatrice, au voisinage du pédicule, n'a jamais été le siège d'une hernie, si petite qu'elle soit : elle a toujours été solide, et si on y a observé d'abord une dépression, simulant une seconde dépression ombilicale, celle-ci a été s'atténuant avec le temps.

Chez une seule malade, nous avons noté des tiraillements et de la douleur au niveau de la cicatrice du pédicule. C'est chez la malade de l'observation III du premier mémoire. Le pédicule était fort court, comme on peut s'en rendre compte sur la figure du fibrôme extirpé : la section avait été faite très près du museau de tanche. *La malade était vierge, et par conséquent le vagin offrait un obstacle à la distension* : il n'en est pas ainsi chez les malades qui ont eu des enfants.

Ces tiraillements ont disparu après deux à trois mois. Il arrive peu à peu, en effet, que le moignon du col utérin, attiré en bas, se détache de la paroi à laquelle il n'adhère bientôt plus que par un cordon fibreux, qui s'allonge et s'amincit progressivement. Jamais nous n'avons constaté de troubles urinaires, de gêne dans la miction, grâce à la précaution prise de fixer le pédicule, à distance du pubis, ordinairement à mi-chemin de l'ombilic du pubis : il reste alors un espace suffisant pour la dilatation du réservoir urinaire.

En résumé, les inconvénients du traitement du pédicule par la méthode externe, dans l'hystérectomie abdominale, se réduisent à peu de chose, et peuvent être évités, la plupart du temps. Ils perdent aisément de leur importance, si on les compare à la sûreté des résultats, que donnent les statistiques des opérations, où l'on a suivi cette méthode.

# XII.

## DU TRAITEMENT CHIRURGICAL DES GROS FIBROMES PAR L'HYSTÉRECTOMIE ABDOMINALE. (1)

Les méthodes d'ablation des corps fibreux de l'utérus, par la voie abdominale sont fort nombreuses ; il suffit de citer les diverses hystérectomies avec pédicule intra-péritonéal, sous-péritonéal et extra-péritonéal, l'énucléation de Martin, l'hystérectomie totale, etc. Les indications relatives de chacun de ces procédés opératoires sont loin d'être précisées, et c'est cependant ce qu'il importerait de faire.

Les partisans des opérations avec pédicule intra-péritonéal apportent des statistiques favorables et vantent la simplicité de la méthode. Mais, est-elle toujours utilisable? Quelle que soit la valeur des arguments produits, n'y a-t-il pas des circonstances pathologiques, où, *à priori*, elle doit être rejetée, pour le salut des malades?

Dans un mémoire publié dès 1890, dans le *Journal des sciences médicales* de Lille, nous appelions l'attention sur les dangers que crée le pédicule du moignon utérin dans les hystérectomies, dangers dus à sa grande vascularisation, à ses sécrétions post-opératoires, et à l'ouverture de la cavité utérine (2). Dans un second travail, en 1892, nous établissions par des faits personnels, et par une étude critique, que la méthode du pédicule externe dans l'hystérectomie *est une méthode sûre*, dont les résultats ne sont pas aussi lents que certains l'ont

---

(1) Communication au Congrès de chirurgie, 1893.

(2) H. Duret, Du traitement du pédicule dans l'hystérectomie abdominale pour fibromes utérins. *In Journal des sciences médicales de Lille*, 1890.

prétendu (1). De 1890 à avril 1893. Nous avons eu 10 succès consécutifs, rapides, sans que jamais nos malades aient couru aucun danger grave du fait des suites opératoires. Nous n'avons échoué que dans deux cas, où nous avions été infidèle, par nécessité : un cas d'hystérectomie totale un fibrome multilobé, descendant très bas, et un cas de réduction péritonéale d'un pédicule de moyen volume.

Aujourd'hui, nous nous proposons uniquement d'établir, par des faits démonstratifs, que l'hystérectomie à *pédicule externe* doit être la méthode *de choix*, lorsqu'il s'agit du traitement des *gros fibromes utérins*, et qu'elle donne des succès exceptionnels alors que les autres méthodes eussent probablement échoué ou n'étaient pas applicables.

Que faut-il entendre par *gros fibromes utérins?*

Il est évident que nous éliminons d'abord de cette classe de tumeurs, les fibromes sous-péritonéaux à *faible pédicule*, quel que soit leur volume.

Par contre, nous croyons que certains fibromes inclus dans le tissu cellulaire pelvien, et qui nécessitent une décortication préalable, doivent être justiciables de la méthode opératoire que nous préconisons; nous en rapporterons un exemple.

Nous ne nous occupons pas non plus des fibromes sous muqueux, qui peuvent être traités par la voie vaginale.

Nous n'avons en vue que les fibromes dont le volume est considérable, qui remplissent en grande partie, la cavité abdominale et souvent le bassin, dont le poids s'élève à 8, 10, 15, 20 kilogrammes, et dont le pédicule dépasse le volume du poignet, et atteint parfois celui du bras, de la jambe, ou de la cuisse d'un adulte.

Cette classe de fibromes *mérite une étude particulière* pour les raisons suivantes :

Leur masse a causé des troubles fonctionnels graves : œdème

(1) Hystérectomies abdominales pour fibromes utérins. *In Journal des sc. méd. de Lille*, 1892, n[os] 11, 12, 13.

considérable de la paroi abdominale, des membres inférieurs, gêne de la circulation, dyspnée extrême, impossibilité de se mouvoir, anémie par compression des organes digestifs, quelquefois par hémorrhagies profuses, et même la cachexie commençante. Après l'ouverture de la paroi abdominale, le chirurgien éprouve de grands embarras pour les manœuvres à exécuter : difficulté d'explorer avec la main les contours de l'énorme tumeur, dans tous les sens ; impossibilité de la mouvoir, de la déplacer, et surtout, de pénétrer dans le bassin pour apprécier le volume du pédicule, ses rapports avec l'utérus et les autres organes. Il existe souvent des adhérences à larges surfaces avec l'épiploon, l'intestin. Le côlon, l'S iliaque, la vessie surtout ont été attirés vers la tumeur, dont ils font partie intégrante, masqués par le même feuillet péritonéal, et souvent distendus, amincis. Des vaisseaux volumineux, dont l'ouverture est redoutable sillonnent leur surface dans tous les sens ou les côtoient : nous avons vu des sinus veineux du volume du pouce et des artères aussi grosses que l'humérale ou l'axillaire. Quelques-uns de ces néoplasmes étalent à leur surface les ligaments larges hypertrophiés, et les déplacent, de telle sorte qu'on les trouve, avec leurs vaisseaux, soit en avant, soit en arrière. Elles attirent à elles le péritoine du bassin, des fosses iliaques, des flancs, dédoublent celui des intestins, de la vessie, et parfois, descendent profondément dans le tissu cellulaire pelvien, d'où il faudra les décortiquer, non sans danger.

Combien il est difficile, parfois, de les pédiculiser ! Peut-on trouver un lien élastique assez puissant pour les étreindre elles et leurs vaisseaux et les ligaments larges ? Où faut-il former le pédicule qui souvent n'existe pas d'une façon apparente ? Le col utérin, lors même qu'il n'est pas pénétré par la tumeur, est situé si profondément qu'il échappe aux recherches et qu'on ne peut l'atteindre. Quelle conduite tenir alors à l'égard des ligaments larges ? Faut-il les inciser et les lier à part, par paquets ? ou peut-on les comprendre d'abord sous le même lien élastique, Comment séparer du myome la vessie dont les parois amincies, distendues, étalées sur lui, se déchirent aux moindres tractions? Quand elles descendent dans le tissu cellulaire pelvien, comment et à quel moment les décortiquer? En quels points faire la section péritonéale qui le permettra? Au moment où le lien est posé, comment prévenir son desserrement? Quand on sectionne le pédicule, des flots de sang inondent le champ opératoire et l'obscurcissent. Il faut aller vite et sûrement. Enfin, quand la masse est abattue, il reste à connaître la conduite à tenir à l'égard de ce gros pédicule et du tissu pelvien dépouillé de son péritoine.

Ces opérations d'hystérectomies pour les gros fibromes sont redoutables, effrayantes mêmes ; l'action chirurgicale, dans ces cas, nécessite donc une description spéciale.

Malgré tous les dangers et les difficultés, le succès peut venir récompenser le chirurgien de sa peine et de ses fatigues. Mais le salut des malades ne s'obtient que *par une bonne technique*. Les observations que nous rapportons permettent de l'établir.

Dans la première observation, il s'agit d'un fibrome énorme de 19 kilogrammes, remplissant tout l'abdomen qui mesure 1 mètre 55 centimètres de circonférence, et dont les parois épaissies, considérablement œdématiées retombent à moitié des cuisses. La respiration est à peine possible et la malade est dans un tel état qu'elle ne peut se mouvoir. Trois aides ne suffisent pas à soulever la tumeur. Le pédicule, formé comme on le peut, du volume de la partie inférieure d'une cuisse d'adulte, est maintenu à l'extérieur. La malade guérit sans avoir jamais présenté d'élévation de température.

Dans l'observation II, la tumeur est bien moins volumineuse, mais on opère après des pertes profuses qui ont rendu la malade exsangue ; une série de complications non-opératoires surgissent: double congestion pulmonaire ; dans un accès de toux, le neuvième jour, les sutures étant enlevées, issue à travers la plaie ouverte du paquet intestinal, qui reste deux heures au dehors ; albuminurie (jusqu'à 4 gr.), urémie grave avec accès de délire continu ; plus tard congestion hépatique et ictère. La malade échappe cependant à ces dangers redoutables, et guérit. Croit-on qu'avec un pédicule interne, elle n'eût pas été plus exposée ?

Enfin l'observation III relate un cas de fibrome de 12 kilogrammes sans pédicule préformé, inclus aux trois quarts dans le tissu cellulaire pelvien, dont le péritoine a été amené de toutes parts pour recouvrir le néoplasme ; la vessie très mince et étalée à la surface est déchirée largement. Nous laissons encore le pédicule à l'extérieur. La guérison se fait sans complications, et sans que le thermomètre ait dépassé 38°.

Ces observations méritent d'être rapportées en détail. Nous les commenterons ensuite et nous tirerons les conclusions les plus importantes au point de vue qui nous occupe ; le traitement *opératoire des gros fibromes utérins.*

Observation I. — *Énorme fibrome de l'utérus, pesant 19 kilogrammes. — Hystérectomie. — Pédicule très large et court. — Guérison sans accidents.* (Voir le mémoire précédent sur les Hystérectomies abdominales pour fibromes, p. 121).

Observation II. — *Métrorragies profuses. — Hystérectomie abdominale pour fibrome volumineux. — Double congestion pulmonaire. — Hernie des intestins à l'extérieur au 9e jour. — Albuminurie. — Urémie grave. — Ictère. — Guérison.*

Une religieuse, âgée de quarante-trois ans, d'origine hollandaise, avait depuis quatre ans des métrorragies profuses. Elles duraient huit ou dix jours, pendant lesquels elles étaient si abondantes, qu'elle était obligée de changer de linge quatre à cinq fois dans la journée. Dès le deuxième jour des pertes, elle était obligée de se mettre au lit : elle tombait dans un état d'affaiblissement considérable, ayant des syncopes, de la céphalalgie, des vomissements, et une anoréxie presque absolue, qui durait pendant toute la période des hémorragies. Celles-ci revenaient tous les quinze jours ou trois semaines.

En 1887, la tumeur examinée sous la chemise, atteignait l'ombilic, aucun traitement génital ne put être fait. On donnait seulement l'ergotine à l'intérieur, l'extrait d'Hammamelis. Puis on fit des injections sous-cutanées de 3 à 5 gouttes d'ergotine, tous les jours pendant deux mois.

Le 1er avril 1892, je vois pour la première fois la malade avec mon collègue, le Dr Vallin. Son état d'anémie était alors excessif : obligée de garder constamment le lit, elle avait des pertes si abondantes, qu'en un instant, elles traversaient trois ou quatre serviettes. Le facies était cireux, les muqueuses décolorées ; elle souffrait de palpitations violentes, d'agitations, d'insomnies, de maux de tête. Elle ne pouvait même pas réparer ses forces ; car elle ne prenait que quelques tasses de bouillon, ayant perdu tout appétit. Depuis quelques jours, en outre, elle s'était enrhumée, et elle présentait quelques râles de bronchite aux deux bases. Bref, elle s'affaiblissait rapidement, et comme les hémorragies revenaient tous les huit à dix jours très abondantes, malgré les moyens employés, il importait de prendre une décision et d'agir sans retard.

L'examen de l'abdomen nous permet de constater une tumeur ovoïde, régulière, remontant à quatre doigts au-dessus de l'ombilic. Le néoplasme était uniformément résistant : il présentait sur le coté droit et en arrière, une petite masse secondaire, arrondie, du volume d'une orange. Un léger déplacement latéral de la tumeur était possible : mais on ne pouvait l'élever au-dessus du pubis. Le toucher vaginal, difficile chez une vierge, nous permet de constater un col petit, remonté, aplati derrière le pubis. Pas d'hystérométrie ; râles disséminés de bronchite aux deux bases. Scoliose à convexité très prononcé, les côtes touchant la crête iliaque ce qui rend le ventre très saillant.

Comme de nouvelles hemorragies pourraient emporter la malade, nous décidons mon collègue et moi, qu'il convient d'intervenir avant le retour des pertes, qui doivent réapparaître dans huit ou dix jours.

L'opération a lieu le vendredi 15 avril avec l'aide des Drs Vallin et Van Peteghem.

Laparotomie remontant à quatre travers de doigts au-dessus de l'ombilic, et contournant cette cicatrice. La section fut achevée avec de forts ciseaux, et trancha la paroi un peu obliquement dans le sens de l'épaisseur : ce qui ne fut pas sans inconvénient comme on le verra dans la suite.

Nous tombâmes sur une tumeur plus grosse qu'une tête d'adulte, enclavée en partie dans le bassin, et dont on ne put l'extraire complètement. Elle descendait en effet très bas dans cette cavité, et n'avait qu'un pédicule représenté par le col de la matrice petit et court. La forme était à peu près sphéroïdale et elle englobait en quelque sorte la matrice qui n'apparaissait nulle part. La vessie aplatie, avait été attirée en haut, et répondait au tiers environ de sa face antérieure. On dut l'en séparer par une incision transversale, intéressant le feuillet péritonéal, ensuite les doigts du chirurgien décollèrent peu à peu, et non sans peine, la paroi postérieure du réservoir urinaire, très amincie, et presque transparente, dans une étendue de trois travers de doigt.

Ce fut seulement lorsque la vessie fut complètement détachée, qu'on put penser que la tumeur serait pédiculisable dans la profondeur du bassin

Les ligaments larges, très développés, furent saisis sur les côtés, et liés : trois ligatures à droite, quatre à gauche.

En arrière, le long de sa moitié inferieure, l'iliaque côtoyait la tumeur : celle-ci dédoublant son feuillet péritonéal l'avait attiré, et il lui était accolé dans une étendue de 12 à 15 centimètres ; on fit au-dessus de lui une large incision sous-péritonéale, et les doigts décollant le tissu cellulaire l'en séparèrent.

Puis, on continua de dégager le pôle inférieur du fibrome, du tissu cellulaire du bassin. On essaya l'application de la ligature élastique : mais on dut faire plusieurs tentatives, et elle dut être portée très bas, profondément dans la cavité pelvienne, pendant qu'un aide attirait en avant la vessie, afin d'éviter de la comprendre sous le lien élastique.

Section au couteau du pédicule ainsi formé. Il ne dépasse guère le volume de quatre doigts réunis : mais il est perdu dans le fond de l'excavation. On parvient cependant à le traverser de deux broches, l'une au-dessus, l'autre au-dessous de la ligature élastique.

Lorsque la suture des parois abdominales fut faite, on comprend quelle peine nous eûmes à ramener les broches au-dessus d'elle. La peau dut s'incliner en un infundibulum profond au-dessus du pubis.

Comme la malade était très faible, nous ne fîmes par de suture péritonéale distincte ; cette séreuse fut seulement fixée par quelques points séparés, en collerette, au pédicule, au-dessous du cordon élastique. On mit 16 sutures au crin de Florence, traversant toute l'épaisseur des parois.

Pansement du pédicule selon les règles que nous avons formulées ailleurs.

La tumeur enlevée avait le volume d'une tête d'adulte et pesait 4k·500 : sa forme était sphéroïdale : sur la surface de section du pédicule on rechercha l'orifice de la matrice, et on ouvrit celle-ci dans toute sa longueur, sur une sonde cannelée. Il fut ainsi démontré que la cavité utérine très allongée, était dans la tumeur, mais en avant et à gauche : le fibrome occupait donc principalement la paroi postérieure et la droite de l'utérus. Il n'était pas d'ailleurs énucléable ; son tissu se confondait avec celui de l'organe hypertrophié.

*Suites opératoires.* — Les suites de l'opération furent *très dramatiques*, car nous eûmes à lutter contre trois complications accidentelles des plus graves, qui mirent les jours de la malade dans le plus grand danger, mais il n'y eut jamais de péritonite ni d'infection chirurgicale d'aucune sorte.

Le 15 avril, soir de l'opération, la température fut à 37°, le pouls à 100 ; le lendemain soir, le thermomètre marqua 39°2, à 8 h., et le pouls atteignit 140 ; la malade toussait un peu.

Les deux jours suivants furent à peu près bons; mais le 19, la température s'éleva 40°2, et le pouls atteignit 130. La gêne de la respiration était visible et on reconnut une double congestion pulmonaire assez étendue aux deux bases. L'auscultation, en raison de la déviation scoliotique, était fort difficile: les arcs costaux à droite, formaient une base étroite où l'aspiration était bien limitée. On applique deux vésicatoires: thé alcoolisé; lochs avec l'oxyde blanc d'antimoine pour favoriser l'expectoration. Agitation et délire la nuit. Cependant les jours suivants la température oscille entre 38° et 38°5, le pouls est à 120.

Le 23, neuvième jour après l'opération, comme la peau était assez tiraillée, nous enlevons la plupart des sutures avec crin de Florence : nous en laissons quelques-unes au voisinage du pédicule. Mais, dans l'après-midi, au moment d'un violent accès de toux, et la malade s'agitant dans son délire, la paroi abdominale s'ouvre, et un paquet d'anses intestinales du volume des deux poings fait hernie dans le pansement; quelques-unes même apparaissent au-dessus de la ceinture. On les recouvre de compresses, comme on peut, et c'est seulement une heure et demie après cet accident que nous arrivons auprès de la malade.

Nous nous empressons d'enlever le pansement, de laver largement à l'eau bouillie, additionnée d'un peu de sublimé au 1/1000$^e$, les anses herniées, et nous les réduisons, non sans peine, dans la cavité abdominales. Nous refaisons la suture, comme dans une laparatomie: 8 points de suture locaux sont ainsi appliqués. Le lendemain le thermomètre atteignit 40°, matin et soir, et le pouls 160.

Après 24 heures, il redescendit à 38°6 ou 38°8, et le pouls à 130.

Mais à partir de ce moment, la malade fut très affaiblie. Le délire devint continuel la nuit et le jour, il fallait la maintenir dans son lit; parfois elle devenait un peu comateuse; elle se plaignait de maux de tête. L'examen des urines révèle 3 gr. 50 d'albumine. Nous étions donc maintenant en présence de crises urémiques. On mit la malade au régime lacté exclusif; on fit des révulsions sur les reins avec des ventouses scarifiées, puis avec des sinapismes répétés.

Cet état d'urémie et de délire persista pendant 21 jours: il s'accompagna même pendant un certain temps de congestion hépatique, d'ictère avec décoloration des selles ; etc. L'albumine ne disparut qu'après dix à douze jours.

C'est seulement le 18 mai que nous pouvons considérer notre malade comme définitivement hors de toutes les complications. Pendant tout ce temps elle fut réellement entourée de soins assidus et dévoués, eut deux ou trois pansements par jour, piqûre de caféine, digitale pour soutenir le cœur; chloral et bromure contre le délire, etc... Le pédicule fut sectionné, aux ciseaux, au-dessous de la ligature le 14$^e$ jour.

On dut aussi cesser les pansements à l'iodoforme; les remplacer par la gaze au salol. A un moment les urines étaient devenues noirâtres, bien qu'on usât pas de solutions phéniquées.

Pendant trois semaines enfin, au fond de l'excavation laissée par le pédicule, persista une large cavité fistuleuse, située derrière la vessie: des injections détersives au chlorure de zinc, puis à la teinture d'iode mitigée, en amenèrent peu à peu la guérison.

La malade se leva pour la première fois, dans les premiers jours du mois de juin. Elle se rétablit ensuite rapidement.

Aujourd'hui, un an après l'opération, elle est florissante de santé, engraissée, son intelligence est très vive, et elle a repris ses cours qui consistent à donner un enseignement supérieur, à des jeunes filles, dans un pensionnat renommé et nombreux.

Du côté de la cicatrice abdominale aucune douleur ; aucun trouble de la miction, malgré la brièveté primitive du pédicule.

Observation III. — *Hystérectomie pour fibrome de 12 kilogrammes, inclus dans le tissu cellulaire pelvien. — Décortication. — Guérison.*

C... Marie, ménagère, âgée de quarante-quatre ans, entre à l'hôpital La Charité, pour être opérée d'une énorme tumeur abdominale. Elle a eu ses règles pour la première fois à treize ans — et, depuis ce temps, elles ont toujours été régulieres, sans métrorragies. Elle a toujours joui d'une santé robuste, n'a jamais fait de maladies. Elle a eu 7 enfants. Depuis son dernier accouchement, qui date de huit ans, elle ressentit un peu de douleur dans l'abdomen, et remarqua dit-elle, une grosse boule située au milieu. Depuis deux ans l'augmentation de volume a été considérable, surtout dans les derniers mois.

A son arrivée, on constate que l'abdomen est en prolapsus sur la face antérieure des cuisses, dont il recouvre la moitié supérieure. Une tumeur occupe toute sa cavité et remonte jusqu'à deux travers de doigts de l'appendice xyphoïde: elle remplit le flanc gauche et le flanc droit presque également, bien que ce dernier soit un peu plus soulevé par une bosselure secondaire du volume des deux poings. La percussion ne donne de sonorité que tout à fait en haut sous les hypochondres, et à l'épigastre. A la palpation, on sent quelques grosses bosselures, et au-dessous d'elles une tumeur tres dure, qui paraît être un fibrome.

Au toucher, on constate que le col utérin est placé très haut, et peut à peine être atteint par la pulpe de l'indicateur : il est dévié à gauche. La tumeur ne paraît pas occuper le petit bassin, mais est remontée assez haut.

La situation du col très élevé et dévié, ne permet pas l'hystérométrie.

*Opération.* — Elle est pratiquée le lundi 3 janvier 1893 par M. le professeur Duret, assisté par les docteurs Voituriez et Vanheuverswyn.

La paroi abdominale étant ouverte, on constate immédiatement qu'il s'agit bien d'un énorme fibrome utérin. L'incision doit être prolongée jusqu'à trois travers de doigts de l'appendice xyphoïde. Les mains étant engagées derrière la tumeur, on la fait sortir par un mouvement de rotation sur son axe vertical, et on l'amène autant que possible au-devant des parois abdominales, qu'on refoule au-dessous d'elle.

On constate alors que cette tumeur n'est nullement pédiculée, et qu'elle entraîne avec elle une vaste étendue du péritoine du bassin, et ligaments larges. Sa forme est celle d'un gros ellipsoïde, un peu aplati d'avant en arrière, et à grand axe transversal (voy. fig. 1). A la partie antérieure on reconnaît que la vessie remonte de 12 à 15 centimètres ; le cathétérisme le démontre : elle y est largement étalée transversalement. En avant et près de l'extrémité gauche de la tumeur se voit le ligament large, formé d'énormes veines tortueuses et dilatées, et par la trompe et l'ovaire. Le ligament large du côté droit a été, au contraire, entraîné très loin en arrière et occupe la face postérieure du néoplasme sur laquelle il s'étale dans toute son étendue transversalement et de haut en bas.

Après ces constatations, le chirurgien procède de la façon suivante :

Du *côté gauche, et en avant*, il commence à saisir tout ce qu'il peut ramener du péritoine et du ligament large, et à le serrer entre deux séries de ligatures. Il place ainsi cinq liens aux fils de soie très forts sur les différents paquets qu'il parvient à former. Il faut pénétrer ainsi jusque dans la fosse iliaque et le flanc gauches, dont le péritoine enveloppe une partie de la tumeur. Un peu au-dessus des ligatures ; on place de grandes pinces courbes du côté de la tumeur, et on coupe entre les deux.

On se porte ensuite en *arrière de la tumeur*, en la renversant fortement en avant, et on procède de même à l'égard de ce qui représente le ligament large droit très étalé. On place d'abord 6 ligatures par paquets assez volumineux ; puis on commence à inciser transversalement le péritoine, au-dessus des ligatures, dans toute l'étendue de la face postérieure de la tumeur, à peu près à sa partie moyenne. En faisant cette incision, le chirurgien constate qu'une anse intestinale d'une longueur de 0,15 centimètres, est accolée à la tumeur au-dessous d'elle ; c'est l'S iliaque attirée avec son péritoine employé à recouvrir la tumeur. On la dégage par l'incision faite, en décollant avec les doigts le feuillet celluleux péritonéal.

On revient *en avant* pour dégager la vessie. On fait une incision transversale du péritoine dans toute l'étendue de la face antérieure de la tumeur, au-dessus du réservoir urinaire, à environ 12 centimètres au-dessus du pubis. Une sonde étant introduite dans la vessie et en indiquant les limites supérieures, on pénètre par l'incision péritonéale dans le feuillet celluleux, et on décolle avec prudence. Mais il existe là de vastes plexus veineux qu'il faut saisir avec des pinces et qui donnent beaucoup de sang et obscurcissent le champ opératoire. De plus les fibres musculaires de la vessie ont été en quelque sorte étalées et dissociées par la tumeur. La paroi est d'une minceur extrême ; malgré les précautions prises, une boutonnière large de quatre doigts y est faite par déchirure. On la ferme en rapprochant les lèvres par une large pince en T, et on continue la séparation du réservoir urinaire et de la tumeur. Alors comme les plexus veineux saignent abondamment, le chirurgien procède avec rapidité, en avant, en arrière, et sur les côtés, il achève de dégager avec la main toute la région inférieure de la tumeur qui plonge dans le tissu cellulaire pelvien. Il jette vivement un lien élastique qui entoure une sorte de pédicule ayant le volume du poignet, situé dans la profondeur du bassin. Ce lien est resserré à plusieurs reprises, et le couteau à amputation sectionne la tumeur au-dessus de lui. Mais comme le pédicule dont nous parlons est d'abord peu distinct, il a été traversé par le lien élastique au moment où on passait celui-ci avec l'aiguille de Terrier : une petite portion en est restée à gauche ; elle sera liée plus tard avec un fort fil de soie. A droite, le pédicule comprend la section de la cavité utérine anormalement et considérablement développée. Fixation du lien élastique et embrochement par une broche située au-dessous de lui, et par une seconde broche, placée au-dessus. Lavage abondant de l'abdomen et du bassin à l'aide de 12 à 15 litres d'eau bouillie.

On donne un soin particulier à la toilette du péritoine et du cul-de-sac postérieur qui est d'une profondeur considérable.

Avant le lavage, suture de la déchirure vésicale par une double rangée de points continus selon la méthode de Lambert. Sonde vésicale à demeure.

Afin de diminuer la surface cruentée et de rétrécir l'espace celluleux pelvien, en rapport avec la cavité péritonéale, nous avons ramené le péritoine des parties antérieures, postérieures et latérales du bassin, et de la vessie jusqu'au voisinage du pédicule où nous l'avons fixé par des points de sutures à la soie.

Deux gros drains dans le cul-de-sac postérieur. Suture à trois plans de la paroi abdominale. Pansement du pédicule selon les règles que nous avons formulées. Pansement général de Lister et couches nombreuses de ouate.

*Examen de la tumeur.* — Dimensions : circonférence, 0,88 centimètres ; diamètre transversal 0,36 centimètres ; vertical 0,34. La forme générale est celle d'un ellipsoïde légèrement aplati d'avant en arrière dont la petite circonférence verticale est de 0,63 centimètres. Le poids est de 12 kilogrammes. La matrice occupe la partie postérieure *gauche* de l'ellipsoïde, au voisinage de son extrémité, à dix centimètres de la partie médiane. La hauteur de la cavité utérine est de 0,22 centimètres sur lesquels on en compte 0,12 pour la cavité du corps, 0,04 pour la portion intermédiaire, et 0,06 centimètres pour la portion cervicale. Il y a donc eu un allongement considérable de la matrice, et, en même temps, une hypertrophie, car l'épaisseur de la section utérine est de 0,02 centimètres et demi. Sur le fond de la cavité, insertion d'un polype muqueux, longuement pédiculé (voy. fig.), du volume d'une amande. Les ovaires sont

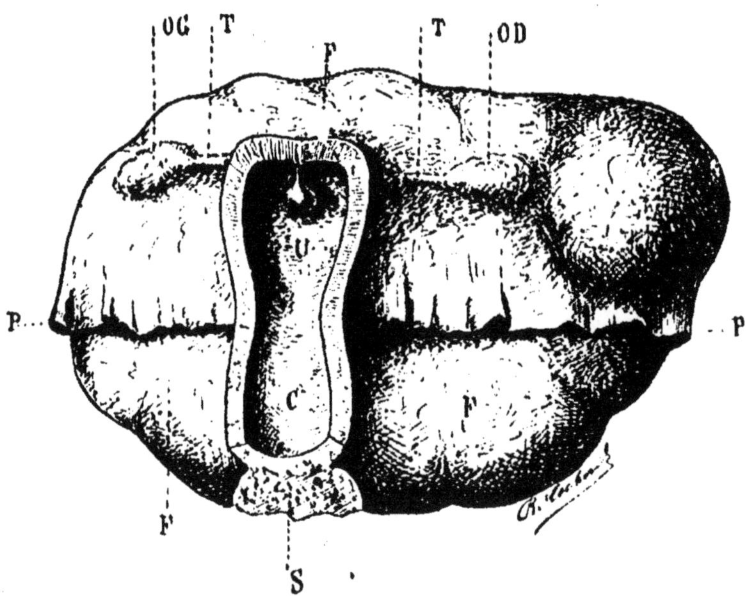


FIGURE — Énorme fibrome inclus dans le tissu cellulaire pelvien. (Obs. III).

FFF Fibrome ; U utérus ; C cavité cervicale ; PP section du péritoine ; S pédicule ; TT trompes ; OG, OD ovaires.

situés en arrière de la tumeur, le droit à 10 centimètres, le gauche à 0,03 centimètres. Les trompes sont très allongées mais encore reconnaissables : la droite mesure 0,16 centimètres ; la gauche 0,14 centimètres.

Vu ces dispositions anatomiques, on peut dire que le fibrome s'est développé *primitivement*, à la face antérieure *droite* de la matrice, à l'union du col et du corps. La tumeur en grossissant a cheminé entre l'utérus et la vessie, allongeant considérablement les deux organes qui ont subi une hypertrophie colossale. Avec la tumeur, le chirurgien a enlevé une calotte du péritoine, ainsi qu'on peut le voir sur la figure, calotte recouvrant en avant le bord supérieur, la moitié de la face antérieure et les 2/3 de la face postérieure.

Le pédicule n'existait pas primitivement. La tumeur a été enlevée par un procédé de myomectomie sous-péritonéale avec résection d'une grande étendue de cette membrane.

*Suites opératoires.* — L'opération avait duré trois heures. A la suite il n'y eut pas d'accidents chloroformiques, pas un effort de vomissement.

4 heures du soir. La réaction est très bonne. La malade est couverte de sueur, ne vomit pas. Le pouls ample et fort bat à 128°. La température est à 38°9. Pas de douleurs dans le ventre.

*3 janvier.* P. 124. T. 38°2. Facies excellent ; pas de vomissement. On renouvelle le pansement. Urines teintées de sang à cause de la blessure vésicale, 600 grammes.

Soir. P. 120, T. 38°4.

*4 janvier.* Facies très bon. P. 132. T. 38°8. On fait le pansement. Le ventre paraît légèrement ballonné. Sacs de glace sur les côtés. Urines un peu moins rouges, 1.000 grammes. Soir : P. 128 T. 38°8.

*5 janvier.* Purgation : huile de ricin.

*6 janvier.* Urines naturelles. P. 104. T. 38°2.

*9 janvier.* Section du pédicule en partie momifié, avec les cisaux. C'est le huitième jour depuis l'opération. Ablation de la moitié des sutures.

*11 janvier.* A la place du pédicule exite une cavité en entonnoir assez profonde qui est bourrée de gaz iodoformée.

*25 janvier.* Les pansements ont été faits régulièrement, et la cavité s'est peu à peu remplie par bourgeonnement.

Dans la seconde semaine de février la malade quitte l'hôpital complètement guérie. Ses forces sont bien revenues et elle reprend un peu d'embonpoint.

Ni tiraillements, ni douleurs au niveau du pédicule. Mictions normales.

A. Si on eût traité les malades dont nous venons de relater l'histoire pathologique, par la méthode de réduction intra-péritonéale du pédicule, voici quels en eussent été les inconvénients ou dangers.

Les pédicules trop volumineux n'auraient pu être réduits tels que les avait façonnés la ligature élastique. Il aurait fallu recourir à leur évidement conique et à la suture à trois étages du moignon selon les procédés de Ohlshauser, Martin, etc. Ce temps spécial eût prolongé notablement la durée d'une opération, ayant déjà demandé plusieurs heures. Les vaisseaux dans le cas I, étaient si volumineux qu'il eût été imprudent d'enlever le lien élastique, quelque soin qu'on eût apporté dans le serrement des sutures.

Je sais que les partisans du pédicule dans l'abdomen apportent des statistiques qu'ils qualifient de favorables, *sans restrictions*. — Mais leurs calculs englobent tous les faits ; s'il s'agit de tumeurs de petit ou de moyen volume, de pédicules petits, le succès est aisé. — Même en acceptant les statistiques sans tenir compte de la gravité des cas, on arrive, d'après Pozzi, aux résultats suivants : la mortalité pour les partisans exclusifs de la méthode intra-péritonéale est de 25, 15 p. 100, et pour ceux de la méthode extra-péritonéale de 21, 6 p. 100. La supériorité persiste donc pour cette dernière. Albert de Vienne sur 30 cas par la méthode externe n'a eu qu'une mort. Sur 18 opérations de ce genre Hégar n'a perdu aucune malade. — Nous pensons qu'en appliquant les recherches statistiques uniquement aux grosses tumeurs et aux cas difficiles, les différences seraient bien plus notables.

B. Non seulement la *prolongation* de l'opération et les

*difficultés* de la confection du pédicule, sont des obstacles au traitement intra-péitronéal de celui-ci dans les grosses tumeurs, mais il existe encore deux autres dangers et ce ne sont pas les moins redoutables : je veux parler des *hémorragies* et de la *septicémie*.

Comment supprimer le lien élastique, au moment de la réduction, dans les énormes fibromes ? Croit-on qu'une suture bien faite, même d'après les procédés les plus récents, suffira alors qu'en chaque point, on doit lutter contre l'écoulement sanguin si abondant des piqûres? La tension musculaire est extrême dans le moignon. Les décès par hémorragies *post opératoires* ne sont pas rares. « Quand on réduit le pédicule par le procédé de Schrœder, dit Pozzi, l'hémorragie *tardive* est toujours à redouter. On est averti par l'agitation extrême des malades, l'accélération, l'affolement et la petitesse du pouls, le gonflement du ventre, la pâleur du visage et des muqueuses. On peut voir la sérosité sanglante suinter à travers la section de la peau. Le sang peut s'épancher sous le péritoine, entre les ligaments larges, former d'énormes hématocèles rétro-péritonéales, ou encore s'accumuler dans la loge d'une tumeur énucléée du tissu cellulaire pelvien, et faire alors une saillie qui déprime fortement le vagin ecchymosé » (1).

La *septicémie* dans les gros fibromes peut résulter d'abord de la multiplicité des manœuvres, surtout si on les prolonge pour la confection du pédicule dans le but de le réduire. — Dans la méthode extra-péritonéale, toute action dans la cavité pelvienne est terminée aussitôt après la section de la tumeur au-dessus du lien élastique. — La septicémie est bien plus souvent encore le résultat de la réduction elle-même de ce pédicule et de son séjour dans l'abdomen. « Son énorme surface laisse suinter les premiers jours des exsudats séro-sanguins, séreux, qui s'accumulent dans l'abdomen, qui y fermentent rapidement, soit que les germes lui viennent d'une antisepsie

1. Pozzi, *Traité de gynécologie*, p. 331.

post-opératoire qui n'a pas été rigoureuse, soit que ceux-ci remontent de la cavité utérine du vagin, soit enfin que les nombreuses sutures et ligatures elles-mêmes en soient l'origine » (*Mémoire sur le traitement du pédicule dans l'hystérectomie abdominale pour fibromes utérins ; in Journal des Sc. méd. de Lille, 1890*, p. 5). — Enfin le lien élastique lui-même, si on le laisse en place, selon la méthode d'Ohlshauser, n'est pas sans causer parfois des septicémies ou des suppurations pelviennes.

Nous redoutons tellement les sécrétions post-opératoires du moignon utérin que, dans nos opérations pour gros fibromes, bien que le pédicule soit fixé à l'intérieur, nous drainons le cul-de-sac de Douglas.

C. Ne peut-on, cependant, dans les gros fibromes, avoir recours aux méthodes mixtes, juxta-péritonéales de Wolfer-Hoeckey, de Sanger, de Pozzi, etc. ? — Sans doute, on évite ainsi, en partie, le danger des sécrétions intra-péritonéales ; mais les accidents de péritonite, de suppuration sont moins sûrement éludés et on prolonge la durée de l'opération, car il faut confectionner le moignon.

Restent encore les méthodes de l'hystérectomie totale, et de l'ablation en raquette de Doyen ? — Ces méthodes ne sont pas applicables dans les cas d'énormes fibromes. L'hystérectomie totale greffe sur l'opération principale une opération secondaire dont la durée et les manœuvres ne sont pas, dans ces circonstances, sans graves inconvénients. Il est moins simple, qu'il ne le paraît, d'enlever consécutivement le moignon utérin. D'ailleurs les résultats actuels ne sont pas satisfaisants L'hystérectomie à lambeaux ne saurait s'accomplir avec des tumeurs trop volumineuses pour qu'on puisse les manœuvrer et atteindre assez bien leur face postérieure.

D. D'après la lecture de nos observations, on pourra voir que la fixation du pédicule au dehors, en rendant, après les opérations, la cavité péritonéale absolument aseptique, a permis une favorable évolution de complications graves qui, avec d'autres dispositions, eussent été funestes probablement. Le deuxième cas, est, à ce point de vue, réellement instructif. Une malade épuisée par des hémorragies excessives et fréquentes a pu résister à une double congestion pulmonaire, à l'issue des intestins, à de l'albuminurie avec urémie et délire, à de l'ictère par congestion hépatique, etc. — Dans la troisième observation, l'espace celluleux pelvien et ligamenteux a été largement ouvert par la décortication, la vessie a été déchirée, et la guérison s'est faite sans accident. — Nous pourrions également citer l'observation II de notre premier mémoire, où un double fibro-myome avec enlèvement d'une des tumeurs dans le bassin, a été enlevé avec succès ; l'observation II du deuxième mémoire où un fibro-myome de 7 k. 500 est suivi d'une guérison complète en 30 jours, et l'observation IV, où existait un large pédicule.

La *simplicité des suites opératoires* dans l'hystérectomie à pédicule externe, pratiquée selon les règles que nous avons formulées est, on peut le dire, en faveur de cette méthode, dans les cas difficiles.

E. Quelles critiques peut-on donc lui adresser ?

Nous les avons longuement examinées et discutées dans notre précédent travail, nous n'y reviendrons pas. — Nous croyons avoir suffisamment établi que les inconvénients du traitement du pédicule par la méthode externe, dans l'hystérectomie abdominale, se réduisent à peu de chose et peuvent être évités la plupart du temps. Nous rappellerons seulement que nous abrégeons beaucoup la durée du traitement du moignon en n'attendant pas qu'il tombe, comme la plupart des chirurgiens, mais *en l'extirpant hâtivement*, dès qu'il offre une rétraction suffisante, à une époque qui varie du neuvième au douzième jour. On n'est plus alors qu'en présence d'une plaie de la paroi abdominale, qui se cicatrise rapidement sous l'influence de pansements soigneux. La durée du temps de séjour des malades dans nos services a été de 30 ou 40 jours. La sécurité que donne la méthode extra péritonéale compense bien les 12 ou 15 jours de plus qu'il faut consacrer aux pansements. Jamais, avec des pansements fréquents et dessicateurs nous n'avons observé de septicémies tardives, de suppurations, de fistules durables. Tardivement, nous n'avons pas constaté non plus de tiraillements au niveau du pédicule, de douleurs, de gêne dans la miction; l'ablation du pédicule étant hâtive, les adhérences à la paroi s'allongent très rapidement, ne causent aucune traction, aucun obstacle au développement de la vessie.

F. Nous nous rallions volontiers aux paroles judicieuses du Dr Greig Smith, à la Société gynécologique de Londres (février 1892) : « Il faut uniquement se préoccuper de sauver la vie des malades, et peu importe que le procédé opératoire soit élégant ou non, pourvu qu'il donne de meilleurs résultats que les autres méthodes. Les règles générales que cherchent à imposer quelques opérateurs en se basant sur un petit nombre de faits personnels ne sont pas admissibles.

» *Il est évident que le procédé ne saurait être le même quand il s'agit d'enlever une tumeur qui ne pèse que 4 ou 5 kilos, et lorsqu'on est appelé à pratiquer l'ablation de tumeurs pesant 20, 30 et même 40 livres.* Tout chirurgien dont l'expérience personnelle ne repose pas sur un nombre considérable de tumeurs de toutes dimensions, est mal fondé à exprimer un avis formel sur le traitement à suivre en général. Une opération qui expose l'opérée au danger de la suppuration dans la cavité péritonéale, alors qu'il est matériellement impossible d'évacuer le pus, ne saurait inspirer la confiance. On parle à la légère de tailler de larges lambeaux péritonéaux, de jeter des ligatures sur les ligaments larges et même sur les vaisseaux utérins et ovariens séparément, mais, comment faire tout cela quand il s'agit de ces tumeurs énormes qui soulèvent le péritoine pelvien comme une grossesse de 7 à 8 mois. Dans ce cas, il n'existe plus, pour ainsi dire, de ligaments larges et les vaisseaux sanguins et les organes se trouvent tellement déplacés, qu'il est impossible de retrouver les artères pour en faire la ligature.

» Mon expérience personnelle comprend seulement une vingtaine de faits. Dix fois l'opération a été faite par la méthode intra-péritonéale ; mais, il s'agissait de cas faciles, n'offrant pas de difficultés opératoires sérieuses. Toutes les autres opérations ont été traitées par la méthode extra-péritonéale. Jusqu'à présent, il n'y a pas eu de morts à déplorer, *mais les seuls cas qui aient fait naître des inquiétudes sérieuses, sont ceux dans lesquels la méthode intra-péritonéale fut employée* ».

Lawson Tait, avec sa haute autorité « déclare qu'il partage les opinions exprimées par Greig Smith, et, en se basant sur plusieurs centaines d'observations il affirme ne plus vouloir faire l'hystérectomie qu'à l'aide du clamp, c'est-à-dire par la méthode extra-péritonéale. »

Le Dr Terrillon, qui pratique les deux méthodes extra et intra-péritonéales se prononce en faveur de la première quand il s'agit de pédicules volumineux (Congrès de Chir. 1892).

De ces considérations et des observations très démonstratives que nous avons rapportées, nous pouvons tirer les conclusions suivantes :

1° *Pour le traitement des gros fibromes utérins, la méthode d'hystérectomie abdominale avec pédicule externe est la méthode du choix.*

2° *Elle est en même temps la plus sûre :* car, elle n'expose pas les malades, et elle a permis de réussir dans les cas les plus compliqués.

# XIII.

## DES APPENDICITES.

### I. — Considérations anatomiques.

Messieurs,

Vous avez vu, dans le service, un jeune homme de 15 ans, que M. le professeur Augier a fait entrer à l'hôpital avec le diagnostic *d'appendicite*. Je l'ai examiné devant vous et, m'appuyant sur les signes particuliers dont je vous parlerai plus loin, j'ai porté le diagnostic d'appendicite *suppurée*. Une incision méthodiquement faite, m'a conduit, en effet, *directement* sur une collection purulente. Aujourd'hui, trois semaines après l'intervention, ce jeune malade a quitté l'hôpital, guéri. Il y a quatre ou cinq ans à peine, on l'aurait traité par les révulsifs et les purgatifs. Que serait-il arrivé? Il aurait vu sa péritonite localisée se généraliser, et *peut-être* aurait-il succombé (1). C'est vous dire tout l'intérêt que présente cette question; aussi je me propose de vous décrire les différentes formes de cette affection si fréquente, qui a d'abord dérouté par ses bizarreries, mais qu'une étude plus approfondie de l'*anatomie* et des *lésions* de l'appendice cœcal, nous rend aujourd'hui plus facile à comprendre.

L'appendice cœcal est connu depuis longtemps. Vidus

(1) Je viens d'observer un accident de ce genre. Dans un effort de garde-robe, un jeune homme de quinze ans, *a rompu son abcès*; il n'était cependant malade que depuis trois jours. Je pratiquai *hâtivement* la laparotomie et le lavage, bien qu'il fût à la dernière extrémité; je trouvai le ventre *rempli de pus*. Le malade était sans pouls, quand je l'ai opéré; et il succomba quatre heures après.

Vidius, en 1561, le comparait à un ver de terre, d'où la dénomination de « *vermiformis* ». Les anciens anatomistes avaient constaté son absence sur la plupart des animaux ; ils avaient remarqué qu'on pouvait établir certaines relations entre cet organe et le cæcum des ruminants, et l'avaient considéré comme une partie atrophiée. Les traités classiques n'étaient pas beaucoup plus explicites ; mais les faits, à première vue extraordinaires, que les chirurgiens ont publiés, ces dernières années sur la pathologie de l'appendice, ont incité les anatomistes à faire des recherches nouvelles sur son développement, sa structure, son siège, son rôle physiologique. Parmi un grand nombre, je citerai les noms de Gegenbaur, de Rogie, de Tuffier, de Clado et de Pérignon.

Le cæcum apparaît sur la portion réfléchie de l'anse intestinale primitive vers la fin de la 5e semaine. On ne saurait alors distinguer son appendice. Vers le commencement du troisième mois, se produit la torsion de l'anse primitive qui porte le gros intestin et le cæcum *sous la face inférieure du foie*. Le gros intestin continuant à se développer, le cæcum descend peu à peu vers la fosse iliaque droite. C'est alors du 3e au 4e mois que l'appendice commence à se montrer sous la forme d'une petite évagination, qu'on n'aperçoit à un faible grossissement. Au 5e mois, il est reconnaissable à l'œil nu. Il est alors placé à la partie inférieure du cæcum, qui n'a pas la forme d'une ampoule, comme chez l'adulte, mais plutôt celle d'un entonnoir. Cette disposition *infundibuliforme* disparaît peu à peu ; elle est conservée quelquefois chez l'enfant et l'adolescent ; on s'explique ainsi leur prédisposition à l'appendicite : car les corps étrangers s'introduisent aisément dans son orifice *évasé*. Chez le fœtus, l'appendice est rempli de méconium. Chez l'adulte, il ne contient pas normalement de matières fécales : il a relativement diminué de volume et ne semble avoir qu'un rôle secondaire. Nous verrons plus tard qu'il remplit cependant, selon nous, une *importante fonction*.

Dans l'altération de celle-ci, il faut chercher *la cause première* des phénomènes pathologiques.

L'appendice vermiculaire est un organe creux, de forme cylindrique. Sa longueur varie de 6 à 12 cent. Il s'insère sur la partie postéro-interne de l'extrémité inférieure du cæcum. De là il prend des directions variables ; mais, en général, il décrit une courbe légère à concavité supérieure. Quelquefois il présente une disposition spiroïde, comme le col de la vésicule biliaire.

Attaché par une de ses extrémités au cæcum, il peut cependant occuper différentes situations dans l'abdomen, parmi lesquelles j'en distinguerai quatre principales :

*a) Position oblique en dedans, ou pelvienne.* Il croise l'artère iliaque externe, les vaisseaux spermatiques, l'uretère, au niveau du détroit supérieur. Il se met ainsi en rapport avec les organes du petit bassin, le rectum, la vessie, la trompe, l'ovaire, les ligaments larges et l'utérus chez la femme. Il peut alors leur propager ses lésions, dont le siège devenu pelvien, ne laisse pas d'embarrasser le diagnostic.

*b) Position verticale.* Il prolonge l'axe du cæcum et descend vers l'arcade de Fallope et le canal inguinal. Dans certaines opérations pour hernie congénitale, on le trouve dans le canal vagino-péritonéal ou dans les bourses, où, on l'a vu, dans un cas, être le siège d'une véritable appendicite.

*c) Position rétro-cæcale.* Il est placé derrière le cæcum, de la même façon que la queue d'un chien est sous son ventre, quand il s'aplatit devant son maître. C'est de cette dernière situation, qu'est venue la *confusion de bon nombre d'appendicites avec les typhlites.*

*d) Position en dehors, ou iliaque.* L'appendice se trouve alors dans la fosse iliaque droite, en rapport avec le tissu cellulaire si abondant dans cette région.

Telles sont les quatre situations que je considère comme *normales*. Il en est quelques autres qui sont *exceptionnelles.*

Ainsi on a trouvé l'appendice adhérent à la face inférieure du foie, à l'extrémité inférieure du rein, au colon ascendant. On l'a rencontré au milieu de l'abdomen, derrière l'ombilic, dans la fosse iliaque opposée. Toutes ces anomalies, qui ont paru extraordinaires tout d'abord, sont aujourd'hui très bien expliquées par l'*étude du développement*. Nous venons de voir, en effet, qu'après la torsion de l'anse intestinale primitive, le cæcum est placé transversalement sous le foie : on a observé la persistance de cette position élevée chez l'adulte. Nous savons aussi qu'avant la coalescence qui fixe le cæcum dans sa position régulière, cet organe a un méso assez long pour lui permettre de se mouvoir dans tout l'abdomen, d'occuper par exemple la région sous-ombilicale, ou même la fosse iliaque du côté opposé, au voisinage des replis de l'S iliaque.

L'appendice qui lui est intimement uni, l'accompagne dans ses déplacements. Ces anomalies de position, ces *ectopies* qui s'expliquent par un état embryonnaire persistant, nous rendent compte des régions si variées de l'abdomen, où on a pu observer l'appendicite. Grande sagacité est nécessaire alors au clinicien pour dépister la nature de la maladie.

Chez l'adulte, l'appendice est maintenu dans sa situation définitive par deux ligaments ou replis péritonéaux. Le ligament antérieur ne paraît jouer qu'un rôle peu important. Il part de la portion médiane de l'appendice, et se dirige vers le cæcum jusqu'au niveau de la valvule de Bauhin.

Le ligament postéro-interne, ou repli *vermi-iléo-cæcal* de Clado, présente une forme triangulaire. Son bord externe peut être divisé en deux parties : l'une inférieure, qui s'attache sur l'appendice; l'autre supérieure, s'insérant sur le cæcum. Son bord supérieur s'insère sur la partie terminale de l'iléon. Quant à son bord interne, il est libre, *falciforme*, tranchant. En arrière de lui se trouve la fossette iléo-cæcale, de forme ovalaire, de profondeur variable, et dans laquelle peut s'engager l'intestin pour former les *hernies rétro-cæcales*. Nous verrons que ce bord interne contient les vaisseaux appendiculaires.

Certains auteurs ont avancé que souvent ce ligament vermi-iléo-cœcal n'était en rapport qu'avec la moitié supérieure de l'appendice ; mais une dissection attentive, ou la coupe microscopique, démontre, nous dit Clado, qu'il s'insère sur toute la longueur de l'organe, et que ses dimensions sont en rapport avec les différentes situations que l'appendice occupe dans l'abdomen.

Vous connaissez maintenant les variations de siège de l'appendice. Il me reste à vous dire comment, sur le vivant, vous pourrez déterminer *ses rapports avec la paroi abdominale.* Les classiques nous disent de joindre, par une droite, l'épine iliaque antéro-supérieure et l'ombilic, de prendre le milieu de cette ligne et de descendre un ou deux doigts plus bas, pour tomber sur l'appendice. Cette donnée est suffisamment exacte en pratique. Clado indique des points de repère plus précis et un peu différents : joignez les deux épines iliaques antérieure et supérieure, tirez une ligne longeant le bord externe du grand droit de l'abdomen ; le point de rencontre correspond à l'appendice.

La *structure* de l'appendice mérite aussi quelques considérations anatomo-cliniques, qui conduisent naturellement à l'étude pathogénique des lésions observées.

Elle présente de nombreuses analogies avec celle du cœcum On y rencontre quatre couches : une muqueuse, une celluleuse, une musculaire, une séreuse.

*a*) La *muqueuse* est tapissée par un épithélium cylindrique. Elle renferme de nombreuses *glandes en tube* (glandes de Lieberkühn), pressées les unes contre les autres et plongées dans une trame délicate de *tissu adénoïde,* où quelques gros *follicules clos* sont disséminés entre les glandes : une mince couche de fibres musculaires lisses est sous-jacente (*muscularis mucosae*).

*b*) La couche *celluleuse* est formée de cellules plates et de tissu adénoïde. Elle contient de larges *lacs lymphatiques* qui, communiquant avec les espaces du derme de la muqueuse, sont les origines des vaisseaux lymphatiques de l'appendice. C'est dans cette couche que se disperse le réseau artériel et veineux.

*c*) La couche *musculaire* comprend deux plans de fibres lisses : l'un interne, transversal, très épais ; l'autre externe, longitudinal. Ce dernier est la continuation des trois bandes musculaires du cæcum, qui se sont réunies, pour former une couche continue.

La tunique musculaire de l'appendice est donc relativement considérable, d'où la *force de ses contractions* et, *les coliques violentes* qui se produisent, lorsqu'un corps étranger s'introduit dans sa cavité. La tunique musculaire est beaucoup plus épaisse au niveau de la partie que j'appellerai le *hile* de l'appendice, dont je vous parlerai tout à l'heure.

*d*) La *séreuse* entoure l'organe de toutes parts et lui forme un *mésentère*. Dans le repli péritonéal, circulent les vaisseaux : l'endroit où ils pénètrent dans les parois s'appelle *le hile*. En ce point, la tunique musculaire forme un repli concave du côté du hile, convexe du côté de la lumière de l'appendice. Il en résulte un épaississement notable de la paroi, qui explique la *rareté des perforations* sur ce point.

Telle est la structure générale de l'organe. A l'extrémité cæcale, la muqueuse forme un repli plus ou moins accentué, connu sous le nom de valvule de Gerlach. Il ne ferme pas l'orifice et ne mérite qu'imparfaitement son nom. — L'extrémité libre présente des modifications de structure utiles à connaître : car elles expliquent qu'elle soit le *siège de prédilection* des perforations : la muqueuse amincie y a perdu ses glandes et il n'y a au-dessous d'elle qu'une *mince* couche celluleuse et la séreuse péritonéale. — L'appendice est irrigué par une *artère* (*artère appendiculaire*), qui vient de la mésentérique inférieure, occupe le bord concave du repli *vermi-iléo-cæcal* et se termine à l'extrémité libre de l'organe. Chemin faisant, elle donne naissance à trois branches perpendiculaires à sa direction. Les trois branches se divisent à leur tour en deux branches qui s'anastomosent entre elles à plein canal pour former des arcades desquelles naissent de nombreux rameaux, qui pénètrent dans l'appendice par le hile, traversent la couche musculaire à laquelle ils abandonnent des ramuscules, et vont dans la celluleuse former un réseau très serré, d'où les *capillaires* se distribuent aux glandes, aux follicules et à toute la muqueuse.

Les *veines* naissent de la muqueuse surtout, et de la musculaire, et se réunissent en un seul tronc qui n'accompagne pas l'artère, mais longe plutôt la face de l'appendice et le cœcum pour se jeter dans la mésaraïque inférieure.

Les *lymphatiques* sont très nombreux ; nés des espaces de la muqueuse et de la celluleuse, ils forment deux ou trois troncs principaux qui se rendent à un gros *ganglion* situé dans l'angle inférieur, que forment le cœcum et l'iléon (*ganglion iléo-cœcal*. L'inflammation de l'appendice suit souvent la voie lymphatique, se propage au ganglion iléo-cœcal ; d'où la formation d'une collection sous-péritonéale, ou même d'une péritonite.

*Fonctions.* — L'appendice, organe essentiellement glandulaire, sécrète un liquide abondant, grisâtre, ténu, *qui le remplit complètement* et se déverse dans le cœcum. Les propriétés physiologiques en sont peu connues : peut-être a-t-il une action sur les matières amylacées, comme le produit de sécrétion du cœcum des ruminants. Dans tous les cas, il sert à lubrifier les parois du cœcum, à *ramollir les matières fécales* qui, par leur séjour prolongé dans cet organe, tendent à y prendre une consistance dure, et, par ce moyen, *facilite leur évacuation.* Ce rôle nous rend compte de la constipation fréquente et opiniâtre chez les sujets atteints d'appendicite. Je considère physiologiquement l'appendice *comme une glande tubulaire annexée au cæcum*, et le rôle important qu'il remplit ne permet pas de dire qu'il est inutile chez l'homme. — Le liquide appendiculaire examiné au microscope présente des granulations protéïques, mais surtout des *microbes* en grand nombre. Clado a reconnu qu'ils appartiennent au groupe des *coli-bacilles*. Il en a fait de nombreuses cultures avec des liquides provenant d'appendices recueillis sur des cadavres frais. Ces microbes jouent un rôle important dans les *fermentations digestives* du cæcum. Dans les appendicites, ils ont une action pathogénique redoutable ; ils envahissent les points enflammés de l'appendice et les régions où la circulation est ralentie, et *contribuent à y produire les perforations*.

Bien que l'appendice ne contienne pas normalement de matières fécales, on peut y trouver des *scybales*, des corps étrangers, noyaux de cerise, arêtes de poisson qui y pénètrent, malgré la présence de la valvule de Gerlach, d'ailleurs contestée par beaucoup d'auteurs et en particulier par M. le professeur Rogie. L'obliquité de l'appendice, par rapport à l'axe du cæcum, protégerait mieux sa lumière. Les corps qui pénètrent ainsi dans ce canal appendiculaire, par effraction en quelque sorte, y produisent *des contractions* ou *coliques* bien décrites par Talamon. S'ils ne sont pas expulsés, ils gênent la circulation; d'où la production de congestions, d'inflammations, de points gangrénés et de perforations.

Les troubles circulatoires causés par les corps étrangers, d'une part, et le rôle pathogène des microbes, d'autre part, *suffisent à expliquer la genèse de la plupart des appendicites*. Il me reste maintenant à vous indiquer la nature et l'étendue des désordres pathologiques, que ces agents déterminent ordinairement, dans l'appendice intestinal, et dans la séreuse péritonéale.

## II. — Lésions pathologiques.

Les notions d'anatomie et de microbiologie, que je viens de

vous exposer, vous permettent de comprendre la pathogénie générale des appendicites. Les parois de l'appendice sont comprimées le plus souvent par un corps étranger introduit à son intérieur, peut-être par des brides inflammatoires, quelquefois aussi, alors qu'il est placé derrière le cæcum, par ce dernier organe rempli de matières durcies. Il suit de cette constriction, que la circulation est plus ou moins gênée, que l'organe se congestionne, qu'il devient violacé, asphyxique, qu'il s'œdématie, augmente énormément de volume, se gangrène parfois. Si aux *phénomènes circulatoires*, vous ajoutez l'*action des microbes*, dont l'activité varie suivant les cas ; si vous combinez ces deux ordres de faits de différentes manières ; si vous tenez compte de l'allure plus ou moins rapide qu'ils peuvent présenter et de la tendance que tous ces troubles peuvent avoir, soit à progresser sans cesse, soit à rétrocéder après une période aiguë, vous comprendrez tout de suite, que théoriquement au moins il y a plusieurs *formes* d'appendicite. La clinique est venue sanctionner ces idées et au point de vue anatomo-pathologique, je distingue quatre formes principales d'appendicite qui sont :

1° L'appendicite congestive ou plastique :

2° L'appendicite suppurée, ordinairement avec péri-appendicite ;

3° L'appendicite gangréneuse ou suraiguë ;

4° L'appendicite chronique ou scléreuse.

A) L'*appendicite congestive* est la première période de toute appendicite ; sa principale manifestation est la *colique appendiculaire*. Il est des cas où tout se borne à des phénomènes inflammatoires avec exsudats plastiques, sans suppuration ni gangrène. Il y a deux ans environ, alors que, dans les entraînements et les ignorances du début, on réséquait l'appendice dans presque tous les cas, on a pu étudier cet état congestif. On a trouvé l'organe du volume du doigt, turgescent, injecté, rouge ou violacé, contenant un liquide abondant, trouble : du muco-pus. Dans ces cas, peu à peu l'inflammation gagne les organes voisins, des adhérences se forment avec la paroi abdominale, l'intestin, l'épiploon ; ces adhérences sont molles, gélatineuses, infiltrées d'un liquide trouble, qui ne se transforme pas toujours en pus. Les moyens médicaux peuvent alors aboutir à la guérison. — Si on fait une coupe microscopique de l'appendice, on voit l'épithélium de la muqueuse desquamé, et, par place, de légères exulcérations. Le derme de la muqueuse contient des vacuoles remplies de liquide ; les vaisseaux sont gorgés de sang : il y a une tendance à la coagulation dans les lymphatiques dilatés ; la couche musculaire est épaissie ; la paroi tout entière est infiltrée de cellules embryonnaires et de globules blancs ; l'épithelium du péritoine est dépoli. — Tous ces désordres sont le résultat de l'oblitération du tube appendiculaire. — Si le corps constricteur est formé par des scybales, il peut se désagréger, être chassé dans le cæcum ; alors la circulation se rétablit et tout rentre dans l'ordre. Mais les tissus ne reviennent pas toujours à l'état normal ; une inflammation chronique succède parfois à un état aigu ; les parois se sclérosent, les glandes s'atrophient, le tissu conjonctif étouffe la couche musculaire et le calibre de l'organe est dilaté : c'est *l'appendicite chronique ou scléreuse, l'appendicite à répétition* qui ne saurait guérir que par une intervention radicale, la *résection de l'organe.* Celle ci est d'ailleurs d'autant plus justifiée que les exulcérations, ou les brides fibreuses devenues très résistantes, rétrécissent le tube de distance en distance et le transforment en vrais nids de microbes où ceux-ci pullulent à leur aise ; les contractions absentes et les sécrétions presque taries ne viennent guère les troubler dans leurs colonisations.

B) L'*appendicite suppurée* comprend deux variétés. Dans la première, la moins importante ordinairement au point de vue chirurgical, puisqu'elle ne peut être diagnostiquée, si elle est seule, la lésion consiste dans une infiltration de la paroi par un pus souvent sanieux et grisâtre qui forme de petits abcès miliaires. Elle se complique ordinairement de perforations, ou de suppurations circonvoisines.

La deuxième variété mérite le nom de *péri-appendicite suppurée*. L'appendice est entouré de collections purulentes, dont il est intéressant de connaître le mode de formation et le siège. Celles-ci résultent soit d'une propagation directe d'une suppuration interstitielle, d'où la formation d'un abcès en bouton de chemise ; soit d'une perforation très petite de l'appendice, qui déverse ses liquides et ses microbes dans les tissus environnants. Cette perforation peut se faire au voisinage du corps constricteur, ou dans un point plus éloigné, et souvent *à la pointe du tube vermiculaire*, pour les raisons anatomiques que vous connaissez. — Un troisième mode consiste dans la propagation, par les lymphatiques, de l'inflammation au *ganglion iléo-cæcal*.

Le siège anatomique de la collection peut exister dans la cavité péritonéale (*péritonite enkystée*), ou dans la paroi de l'abdomen, alors que les deux feuillets du péritoine étant complètement adhérents au niveau de la perforation, n'ont pas permis au pus de se former dans la séreuse ; mais la propagation a eu lieu, par continuité, au tissu cellulaire sous-péritonéal. Elle peut enfin occuper le tissu cellulaire de la fosse iliaque quand la perforation se fait au niveau du hile, et que l'inflammation décolle les deux feuillets de la séreuse. — Il y a donc des collections *péritonéales*, des collections *pariétales* et des collections *iliaques*.

Ces collections sont au début petites, et ne contiennent guère qu'une ou deux cuillerées à café de pus. Elles sont limitées soit par la paroi abdominale, soit par l'intestin, très souvent en dedans par l'épiploon. Je me rappelle avoir trouvé, dans deux de mes opérations, l'appendice complètement enroulé par l'épiploon, qu'il a fallu développer pour le découvrir.

En général, l'inflammation se projette à la paroi abdominale, au siège indiqué par le repère de Clado : mais il y a aussi des dispositions anormales. On peut trouver l'abcès au-dessus de l'épine iliaque antérieure et supérieure (*variété iliaque*) ou le rencontrer dans le petit bassin (*variété pelvienne*). Alors il est inaccessible à l'exploration par le ventre. Le toucher rectal et le toucher vaginal permettent de l'atteindre, et de le reconnaître. Il peut s'ouvrir dans les organes voisins et donner lieu à une *fistule pyostercorale*. — On connait aussi une *variété lombaire*. L'appendice occupe alors la fosse lombaire et s'ouvre dans le tissu conjonctif environnant. — Parfois la collection péritonéale ulcère le feuillet pariétal et inonde de pus la région celluleuse voisine. On peut alors facilement la confondre *avec un abcès périnéphétique*. Enfin, le pus dépasse quelquefois la région, traverse le diaphragme et donne lieu à une *pleurésie purulente* ; un cas semblable a été publié. Si la plèvre résiste, les désordres s'accusent dans la fosse celluleuse lombaire. On voit les muscles se gangrener, se réduire en bouillie, se désagréger peu à peu. Le tissu cellulaire se sphacèle et on observe un phlegmon diffus, avec plusieurs cavités purulentes ou gangréneuses communiquant entre elles ou distinctes. Gambetta aurait succombé à une péri-appendicite de cette forme, restée méconnue de son vivant. Si l'abcès vient à s'ouvrir dans l'abdomen, il détermine une péritonite généralisée suraiguë, dont la terminaison est une mort rapide.

Enfin, il est une dernière ou cinquième variété d'abcès appendiculaires que j'appellerai *variété ombilicale*. J'ai vu chez un adulte un cas d'appendicite durant depuis un mois et qui avait déjà profondément miné sa santé, s'était accompagné d'un état septique grave, avec fièvre rémittente à fréquents accès et à température élevée. La laparotomie fut pratiquée ; j'ai trouvé, non sans peine, un foyer considérable au milieu des anses intestinales, d'où sortirent deux litres de pus très fétide. Il guérit. — Je ne serais pas éloigné de croire que le *phlegmon ombilical* de l'enfant ait souvent son origine dans une péri-appendicite suppurée.

On a rapporté aussi des cas de péri-appendicite de la fosse

iliaque gauche. Tout dernièrement, à la Société des Sciences médicales, M. Delassus racontait qu'il y avait observé une collation purulente, résultant d'une perforation intestinale. Une perforation du vermis en ectopie pouvait seule expliquer ce cas. — On a rapporté enfin que des appendicites avaient été observées dans des hernies du scrotum.

C) La troisième forme est *l'appendicite gangréneuse ou suraiguë.*— La marche en est rapide, foudroyante parfois ; une perforation précoce se fait et une grande quantité de liquide septique et intestinal est déversé dans le péritoine, entraîne la mort à bref délai. Dans ces circonstances la pression excentrique exercée sur le tube appendiculaire est tellement forte que la circulation est totalement interrompue, d'où une perforation rapide. Tantôt l'orifice est petit : c'est un simple pertuis ou un petit ulcère : quelquefois une plaque entière de gangrène est éliminée. Enfin, une portion de l'organe ou l'appendice entier se sont détachés comme par une auto-amputation gangréneuse. On en trouve les débris dans le foyer putride.

Je ne vous dirai qu'un mot des complications proprement dites ; je vous en ai déjà cité quelques-unes.

On peut avoir de la septicémie. Dans les foyers profonds, qui se vident mal, les liquides séjournent, les microbes pullulent et leurs produits de sécrétion sont résorbés. — Je ne reviens pas sur la péritonite suraiguë dont vous connaissez déjà l'origine, ni sur la pleurésie purulente; on a vu aussi la pyléphlébite ; elle commence par la veine appendiculaire et par l'intermédiaire de la mésaraïque, arrive jusqu'à la veine porte. On a observé enfin des ulcérations de l'artère l'iliaque externe.

D) *L'appendicite chronique* succède ordinairement à la forme aiguë, et est déterminée par la cicatrisation des ulcérations, ou par une infiltration scléreuse des parois. On trouve le tube vermiculaire, épaissi, rigide, contourné, déformé de toutes manières. Il forme quelquefois une *véritable tumeur*, par sa soudure à l'épiploon, et le diagnostic en est obscurci.

Son calibre est irrégulier, dilaté, rétréci, ou parcouru par des brides, des replis membraneux valvulaires : ces désordres sont causés par des poussées inflammatoires successives. L'organe est devenu sensible, douloureux et doit être enlevé.

### III. — Notions pathogéniques. — Symptômes et variétés.

L'anatomie et la physiologie de l'organe appendiculaire, que j'ai comparé à une *grosse glande*, vous étant familières ; et, d'autre part, connaissant les lésions qu'on y observe, vous pourrez apprécier maintenant les modes d'*évolution pathogénique* de ses inflammations.

Deux causes déterminent généralement l'appendicite : 1° une *colite* ou une *typhlite chroniques, pseudo-membraneuses* ou *glaireuses*. — Il est des malades qui, après les repas, souffrent plus ou moins de coliques. Très souvent, ils sont constipés. et ils rendent des matières dures entourées, d'une pellicule blanc grisâtre, de glaires, qui sont le résultat inflammatoire des glandes du gros intestin ; quelquefois ils ont des débâcles et de la diarrhée ; leur appétit est inégal, suivant l'état de leur colon ; ce sont des *dyspeptiques intestinaux*. Vous comprenez combien ils sont préparés à une appendicite. Un double mécanisme peut présider à la formation des lésions : a) la lésion inflammatoire se propage par continuité, b) ou le plus souvent les troubles sécrétoires, qui accompagnent l'inflammation intestinale, amènent la formation de *scybales* ou boules de matières fécales durcies. qui peuvent, soit dans un effort de défécation, soit pendant les coliques, pénétrer dans l'appendice mal protégé par son replis muqueux ou valvule de Gerlach, et produire toutes les lésions par constriction dont je vous ai parlé.

Ces mêmes accidents peuvent être déterminés par des corps étrangers venus du dehors. On les trouve surtout chez les enfants, souvent aussi chez l'adulte : ce sont des noyaux de cerise, des vers intestinaux, des arêtes de poisson, des plombs de chasse, etc. Ils causent des appendicites aiguës, rapides, bien qu'ils puissent aussi ne donner lieu à aucune réaction. C'est qu'il faut toujours comme cause adjuvante une action *microbienne*, avec inflammation *septique*. — Ainsi s'expliquent également les appendicites succédant à la fièvre typhoïde, à la rougeole et à toutes les fièvres éruptives ou infectieuses. Le corps étranger étant jusque-là, parfaitement bien supporté, qu'une cause inflammatoire survienne, les parois de l'appendice se tuméfient, se moulent sur son pourtour, s'y étranglent : l'appendicite est bientôt déclarée.

On a vu également des appendicites succéder à des traumatismes abdominaux : ce sont des cas exceptionnels.

Les conditions d'âge sont importantes. L'immense majorité des appendicites se rencontrent entre 10 et 35 ans. Au-dessous elles sont rares, quoiqu'on en ait trouvé chez des enfants de six mois. Au-dessus, on en connaît encore quelques cas ; chez le vieillard elles n'existent pas.

La femme y paraît moins prédisposée que l'homme : sur 10 à 12 cas, que j'ai observés depuis un an, il n'y a pas une seule femme. Serait-ce la conformation du bassin ou l'absence d'écarts alimentaires qui préserverait ce sexe : la chose est possible. — On sait que les gros mangeurs sont plus souvent atteints, et l'appendicite serait fréquente en Amérique, en Angleterre et dans une partie de la Suisse.

En résumé, les causes principales de l'appendicite sont : une colite persistante, un corps étranger, rarement le traumatisme. Elle se rencontre surtout chez l'adolescent, plutôt chez l'homme, particulièrement chez les gros mangeurs.

On connait des appendicites tuberculeuses et actynomycosiques : ce sont des variétés plus rares.

L'appendicite est une maladie récemment connue dans ses détails, et les principaux caractères cliniques n'en sont pas encore complètement vulgarisés ; c'est cependant une affection fréquente, de connaissance essentiellement pratique et qui nécessite parfois, une intervention d'urgence. C'est vous dire combien il est important d'établir un diagnostic précoce, de connaître sous quel aspect elle se présente. Sa physionomie clinique est en réalité assez variable. Il faut établir des groupes symptomatiques, pour une exposition utile et méthodique.

J'en distinguerai trois principaux :

1er groupe. *Appendicites suraiguës ou perforantes.*

2e groupe. *Appendicites aiguës.* — Ce groupe renferme deux variétés : a) *Appendicites aiguës plastiques.*
b) » *suppurées.*

3e groupe. *Appendicites subaiguës ou chroniques*, souvent à rechutes ; ici encore deux variétés :

a) forme *scléreuse.*
b) » *suppurée, et diffuse.*

A). — *Appendicites suraiguës, perforantes.* — Elles ne sont pas toujours reconnues, parce qu'on les confond avec la *péritonite par perforation.* Or, si nous mettons à part les perforations d'origine traumatique et celles qui accompagnent certaines maladies infectieuses comme la fièvre typhoïde, dont la cause ne saurait échapper au clinicien, il existe trois groupes principaux de péritonites par perforation : perforation de l'*estomac*, perforation de l'*appendice coecal*, perforation de la *vésicule biliaire.* La perforation appendiculaire *est de beaucoup la plus ordinaire.*

L'appendicite perforante a des signes qui lui sont propres. Elle évolue souvent en deux jours, quelquefois en quatre, en six, en huit jours. Elle est précédée de *prodromes* importants à connaître, car ils aident au diagnostic ; coliques appendiculaires que je vous décrirai un peu plus loin, constipation opiniâtre, quelquefois entrecoupée de diarrhée, état saburral prononcé ; puis apparaît un *état péritonéal spécial.* L'abdomen n'est pas ballonné ; *Il est au contraire fortement rétracté, dur, particulièrement dans la fossse iliaque droite.* Les muscles se contractent spasmodiquement, pour protéger l'organe atteint et donnent lieu à une forme particulière de *ventre creux ou en bateau.* J'en ai observé trois cas dans mon service et la cause en était la perforation de l'appendice. Le facies est *grippé, péritonéal* ou hippocratique : les yeux sont excavés, le nez effilé et aminci, les lèvres pincées et cyanosées, toute la face plombée ; c'est un signe de l'asphyxie et du refroidissement *septique* qui commencent. En même temps apparaissent les vomissements bilieux puis fécaloïdes ; car l'intestin est paralysé ; les matières intestinales refluant, sont rendues par la bouche, d'une manière incessante pendant 24, quelquefois 48 heures.

Le pouls est rapide, petit, avec 120, 140 pulsations. Le cœur a des intermittences. La température n'est pas très élevée, elle ne dépasse guère 38°5, 39° ; quelquefois même elle est abaissée ; rarement elle atteint 39°5. Le ventre présente une sensibilité exquise au toucher, qui s'étend à tout le bas ventre sans remonter au-dessus de l'ombilic. Son siège maximum est deux doigts au-dessous du milieu d'une ligne allant de l'ombilic à l'épine iliaque antérieure et supérieure. Pour s'assurer de ce siège maximum, il faut employer une exploration méthodique, commencer à l'ombilic et descendre graduellement et obliquement en bas et à droite ; de même, amener légèrement sa main transversalement de la région iliaque gauche à la droite; enfin explorer la fosse iliaque droite de bas en haut. On trouvera chaque fois un *point,* toujours le même, *plus sensible que les autres ;* mais pas de fluctuation, pas d'empâtement profond.

L'infection retentit sur les reins ; les urines sont rares, comme dans l'étranglement interne, souvent bilieuses, *très souvent albumineuses.* Les sécrétions intestinales septiques ou les microbes eux-mêmes s'éliminent par les reins et donnent lieu à une néphrite parenchymateuse. On peut observer une *anurie presque complète* et par suite un état comateux.

La respiration devient superficielle, soit à cause de l'infection générale, soit par suite de la fatigue qu'occasionnent les vomissements ; les extrémités se refroidissent, se cyanosent et la mort arrive en général quelques heures après la perforation.

Il y a des cas où les accidents mortels surviennent plus tardivement : c'est lorsqu'un foyer purulent fait irruption dans le péritoine, huit à dix jours après le début de la maladie, qui a pendant quelques jours présenté les caractères d'un appendicite modérée.

L'appendicite suraiguë est le fait d'un corps étranger, qui étrangle fortement les parois, et occasionne une perforation très rapide de l'extrémité libre, dont la vitalité et la constitution sont de beaucoup moins parfaites, ainsi que nous l'avons exposé dans les considérations anatomiques.

Je me rappelle le cas d'un enfant, observé par un médecin bon clinicien. Il présentait un état muqueux accentué ; il était constipé. Tout à coup son état s'aggrave. Je suis appelé immédiatement. Deux heures après je faisais la laparatomie. Le ventre était à peine ouvert qu'il en sortait des flots de matières fécales. Je cherchai l'appendice avec beaucoup de soin, et ce n'est qu'à grand peine que je le trouvai derrière la face inférieure du foie, sous l'angle du colon ascendant et du colon transverse : il était perforé à son extrémité. L'intervention avait donc été trop tardive. Aussi faut-il prévenir la perforation et opérer avant qu'elle n'arrive : on est alors à peu près sûr de sauver le sujet d'une mort certaine. L'expérience m'a appris cependant qu'on peut intervenir, avec quelques chances de succès 2 à 4 heures après la perforation. Plus tard on court à un insuccès fatal.

Pour agir à temps avant la perforation, il est souvent nécessaire alors qu'on a reconnu l'appendicite d'en suivre les progrès *à des périodes rapprochées :* dans la journée, on voit les douleurs iliaques s'étendre vers la cavité abdominale, gagner l'ombilic, en même temps que le facies s'altère de plus en plus, que les vomissements se répètent, que le pouls devient petit, rapide, en un mot que les symptômes s'accentuent. La décision d'intervenir doit alors être prise sans retard, et sans hésitation.

B). — *Appendicites aiguës.* — Elles peuvent consister dans une simple attaque de la *colique appendiculaire.* La crise ressemble à celle de la *colique hépatique* ou à la colique *néphrétique.* Le facies est grippé, la douleur très vive, l'excrétion urinaire diminuée. Sa durée est de 3 à 4 heures. — La colique hépatique s'en distingue, par le siège, plus élevé au voisinage du foie en état de congestion, par une douleur plus ou moins forte à la pression, *dans la région de la vésicule biliaire*, et souvent un léger ictère conjonctival ou général qui l'accompagne. — La colique néphrétique présente des irradiations caractéristiques dans la vessie, le testicule, la verge.—Il faut tenir compte, pour le diagnostic, des phénomènes premonitoires, de la constipation, de l'état muqueux qui précèdent la colique appendiculaire. Un purgatif fait alors tout rentrer dans l'ordre. Les fibres musculaires de l'appendice produisent, par leurs contractions, des coliques semblables à celles des canaux biliaires, hépatique, cystique et cholédoque et de l'uretère. Ce fait pathologique a été bien démontré par Talamon.

Les crises de coliques peuvent se répéter à quelques jours d'intervalle, ou à des périodes plus lointaines. Il y a alors récidive. La colique appendiculaire, lorsqu'elle est le seul phénomène pathologique prépondérant, est ordinairement accompagnée d'une appendicite catarrhale ou pariétale peu intense, dont la durée est d'ailleurs assez éphémère. Mais souvent tout n'est pas terminé avec la crise convulsive de la colique ; les accidents persistent à un certain degré : c'est alors une *appendicite plastique* qui survient. Les douleurs iliaques sont persistantes, la palpation révèle un empâtement mal défini ; souvent on trouve la tuméfaction familièrement appelée *boudin cœcal*. C'est, en effet, une sorte de cylindre plus ou moins résistant, mais qui n'a rien de cœcal, parce qu'il est plus petit que le cæcum. Il est formé par l'appendice qui est augmenté de volume et quelquefois entouré d'épiploon. Cependant l'état général est modéré : le pouls bat 90 à 100, la température est 38°, 38°5. Si le chirurgien intervient, il trouve derrière la paroi abdominale des fausses membranes infiltrées d'une sérosité trouble ; c'est l'appendicite médicale, que des révulsifs locaux (sangsues, vésicatoires et purgatifs) conduisent à la résolution. Si celle-ci ne vient pas, l'état général s'aggrave, la fièvre devient plus vive, la peau plus chaude, plus sèche ; une appendicite suppurée va succéder.

*L'appendicite suppurée* consiste ordinairement en une infiltration purulente de l'appendice, avec collection enkystée dans une poche péritonéale, formée par des adhérences et des fausses membranes. Le difficile est de reconnaître le pus. En général, il apparaît vers le 5^e^ ou le 6^e^ jour, quelquefois au second ou au troisième jour, comme vous l'avez vu pour cet adolescent, dont j'ai ouvert la collection sous vos yeux, et qui est maintenant parfaitement guéri. Parfois il n'est collecté qu'au huitième jour ou plus tard. Parfois, encore, il se forme par poussées et crises successives ; on a alors des péri-appendicites à plusieurs foyers, avec suppurations diffuses. — Il ne faut pas cependant attendre la fluctuation pour intervenir. Peut-être, dans les premiers temps, lorsque la maladie était encore peu connue, certains chirurgiens américains sont-ils intervenus trop précipitamment ; mais il est certain qu'on peut diagnostiquer le pus, comme je l'ai fait plusieurs fois, sans attendre ni la fluctuation, ni l'œdème de la paroi, comme autrefois ; c'est ce qui a constitué le vrai progrès sur les périodes anciennes.

Comment donc faire le diagnostic du pus ? Il suffit de se baser :

1° Sur les phénomènes *locaux*. On observe *un plastron* comme dans la salpyngite, au lieu d'élection. S'il est grand comme une pièce de 5 fr., je le considère comme suffisant. Il est caractérisé par une absence de souplesse de la paroi qui ne présente pas la moindre modification à la vue. Il faut l'avoir senti pour s'en rendre un compte exact. Il siège d'ailleurs à l'endroit le *plus sensible*, et au lieu d'élection, dans les cas ordinaires.

2° Sur les phénomènes *généraux*. L'état saburral s'accentue, la fièvre persiste et s'élève, *et la déferrescence attendue ne survient pas*.

Le diagnostic est fait : doit-on intervenir tout de suite? La réponse est évidente. Pour qu'il se collecte 50 grammes de pus, il faut beaucoup moins de désordres que pour 200 gr., que pour 1.000 grammes. Les collections volumineuses occasionnent des lésions importantes: les organes voisins s'enflamment ; des phlébites, des décollements celluleux, des péritonites généralisées peuvent survenir : je vous en parlerai à propos des complications de l'appendicite. D'ailleurs, l'intervention est absolument bénigne et rend la santé aux malades très rapidement. — Si, malgré l'abstention, il n'arrive pas d'accident capable d'entraîner la mort, la collection peut s'ouvrir spontanément dans le flanc, dans le cæcum, la vessie, le vagin. Il en résulte des fistules interminables, causes de septicémies chroniques et d'épuisement.

C). — *Appendicites subaiguës ou chroniques*. — 1° *Forme scléreuse*. — Les symptômes sont assez analogues à ceux d'une appendicite plastique à évolution lente ; l'inflammation dure plusieurs semaines et n'arrive pas à la résolution complète. L'appendice reste dur ; bien souvent il peut être senti par la palpation, et, comme il est dilaté, tout est préparé pour une récidive: c'est souvent une appendicite à répétition ou a rechute, comme j'en ai vu un cas chez une femme de mon service. L'intervention chirurgicale, tardive dans ce cas, doit consister dans la résection de l'appendice, qui peut seule libérer le sujet des accidents sans cesse menaçants. L'organe sclérosé n'a plus aucun rôle physiologique.

2° *Forme suppurée chronique.* — Ici on a encore les symptômes locaux et généraux de l'appendicite, mais avec des rémissions ; et souvent des phénomènes de septicémie. Il se forme des collections purulentes, multiples, diffuses, qui sont très souvent méconnues, qui évoluent vers une terminaison mortelle, après avoir occasionné des désordres dans les organes voisins.

Je ne fais que vous indiquer ces dernières variétés d'appendicite ; j'en reprendrai l'étude un peu plus détaillée dans la prochaine leçon.

## IV. — APPENDICITES A RECHUTES. — ÉLÉMENTS DU DIAGNOSTIC. — APPENDICITE PERFORANTE AIGUE.

Parmi les différentes variétés d'appendicites, dont je vous ai exposé les symptômes, il en est une qui mérite de nous arrêter encore quelques instants : je veux parler de l'appendicite à *rechutes*. — Rechute et récidive ne sont pas, dans l'espèce, une seule et même chose. La récidive se fait à de longs intervalles, qui peuvent atteindre plusieurs années, et pendant lesquelles le retour à la santé est entier. La rechute est caractérisée par une *évolution constante* de la maladie, qui s'accompagne d'accès ou de retours de plus en plus fréquents, survenant quelquefois dans une période d'une ou plusieurs semaines, d'un ou plusieurs mois.

Il y a trois catégories d'*appendicites à rechutes*, suivant les circonstances dans lesquelles on les observe.

1° Le sujet est atteint d'une appendicite plastique, pariétale, qui guérit, mais laisse après elle des ulcérations, des cicatrices des inflexions, des incurvations, des rétrécissements, lésions qui constituent des conditions favorables à une nouvelle éclosion des accidents. Les parois, restées rigides par suite de la sclérose, augmentent le calibre de l'organe et permettent une entrée facile aux corps étrangers. Les cicatrices, les étranglements empêchent les microbes ou les liquides sécrétés d'être évacués dans le cœcum, d'où une inflammation et des coliques, jusqu'à ce que les corps étrangers, microbes, sécrétions soient chassés, par les contractions que l'appendice peut encore fournir. Tous les mois, tous les deux mois, à des espaces de temps variables même assez rapprochés, les phénomènes aigüs reparaissent, altèrent la santé du sujet, et le conduisent à une issue défavorable, si une intervention rationnelle ne le délivre pas d'un organe qui non seulement est inutile, mais même très dangereux.

2° Après une première attaque d'appendicite plastique, il est resté des fausses membranes qui peuvent s'enflammer secondairement, par suite d'écart de régime, de traumatismes, et donner lieu à des abcès. Il s'en forme parfois plusieurs. Dans un cas de ce genre où l'intervention fut faite, on trouva, au milieu des fausses membranes, une collection purulente enkystée, et un *entérolithe*. La cavité fut nettoyée et les accidents cessèrent.

3° Les lésions ne guérissent pas ; elles se calment, mais il reste toujours une légère inflammation, qui peut prendre des caractères aigüs au moindre incident, écart de régime, constipation, etc.

L'*appendicite tuberculeuse* est aussi une appendicite à rechutes ; car les nodules bacillaires n'évoluent pas tous en même temps. Chaque congestion donne lieu à une nouvelle poussée inflammatoire. Les malades atteints d'appendicite à rechutes ont un état général grave : ils maigrissent, se cachetisent, et bientôt, ils ont une diarrhée colliquative. On croit avoir affaire à une tumeur iliaque, à un cancer ; mais il n'en est rien. Le chirurgien doit donc être attentif, et connaître cette forme d'appendicite, sur laquelle Talamon a judicieusement insisté.

Abordons maintenant le DIAGNOSTIC. — Si l'appendicite revêt un des types cliniques que je vous ai décrits, il n'y a pas à hésiter : le diagnostic est aussi clair que celui d'une pneumonie franche.

Ainsi, dans toute appendicite aiguë régulière, vous avez un état saburral qui précède, une constipation opiniâtre et, dans le flanc droit, une douleur exquise que Talamon compare si justement *au point de côté de la pneumonie*. Si jusqu'à nos jours on n'en faisait pas le diagnostic, c'est parce qu'on n'en connaissait pas la symptomatologie spéciale.

Toutefois il y a des *causes d'erreur*, qui ont leur source dans les caractères de la douleur, dans les phénomènes intestinaux, simulant parfois une obstruction intestinale, dans l'état général, dans l'existence d'une tumeur.

A) *Dans la douleur*. — Celle-ci débute d'une manière rapide, aiguë et détermine les *crises de colique appendiculaire*. Or, on peut confondre la colique appendiculaire avec la *colique hépatique*, avec la *colique néphrétique*, avec la *colique salpyngienne*, et même avec une *simple indigestion*.

Pour la distinguer d'une *colique hépatique*, ce qui est parfois difficile sur une personne souffrant des douleurs souvent fort vives, il faut se baser sur les symptômes suivants. L'état saburral est fréquent dans les deux cas. Mais si on a des vomissements hâtifs, des crampes au niveau de l'estomac, *tandis que la partie inférieure du ventre est silencieuse* au point de vue fonctionnel ; si le foie est turgescent et sensible, si en cherchant la vésicule du fiel sous l'hypochondre droit, au niveau du bord externe du muscle grand droit de l'abdomen, on trouve une douleur exquise qui s'irradie vers le haut, donne lieu à des névralgies intercostales, à des élancements dans l'épaule et le bras correspondant ; si enfin, un léger état ictérique des conjonctives et des urines accompagne tous ces phénomènes, il s'agit à coup sûr *d'une crise de colique hépatique*.

La *colique néphrétique* est peut être plus difficile encore à distinguer. La douleur de cette dernière s'irradie dans le testicule, la verge et les membres inférieurs. Chez la femme on peut toucher l'uretère par le vagin et le trouver douloureux; mais c'est délicat. La palpation du rein peut révéler de la douleur, une augmentation de volume. Les urines sont rares dans les deux cas. L'examen du tube digestif est ici très important. L'état saburral n'existe guère dans la colique néphrétique L'âge du sujet est une indication précieuse. Est-ce un adolescent, pensez à une appendicite; est-ce un adulte qui a atteint la quarantaine, songez plutôt à quelque chose de rénal. Un gonflement dans la fosse iliaque survenu 24 heures après le premier accident, tranche le diagnostic en faveur d'une appendicite. Tenez compte enfin des accidents pathogéniques antérieurs : *sables et graviers dans les urines, migraines, état rhumatismal, dirigeront l'esprit vers la crise urinaire.*

Les *troubles gastro-intestinaux* ou la *constipation* feront penser que le trouble primordial est *dans l'intestin.*

La *salpyngite* donne lieu aussi à des phénomènes de colique; mais il y a alors des altérations du côté de la matrice, des pertes blanches; les *culs-de-sac vaginaux sont douloureux à la pression.* Toutefois l'appendice peut descendre dans le petit bassin, propager l'inflammation aux organes voisins, et alors le diagnostic est à peu près impossible. Les troubles digestifs se trouvent dans les deux cas et ne sauraient faire pencher la balance d'un côté ni de l'autre. J'ai observé une jeune femme présentant des douleurs dans la fosse iliaque droite; la palpation y révélait un cylindre du volume du pouce. Elle était d'ailleurs constipée, présentait un état saburral prononcé, de sorte que j'ai d'abord pensé à une appendicite. Le repos et un examen consécutif par le vagin me démontrèrent qu'il s'agissait d'une salpyngite. Des émissions sanguines sur le col utérin, amenèrent la guérison.

Une *indigestion aiguë* donne lieu à des douleurs dans le ventre, au niveau du cœcum, un peu partout, et se termine dans une demi-journée. Une entérite glaireuse, une colite, une constipation opiniâtre, une typhlite stercorale peuvent simuler une appendicite ; mais un purgatif fait disparaître les accidents. D'ailleurs la douleur *n'est pas localisée avec la même précision* que dans l'appendicite.

B) *Dans les phénomènes intestinaux.* — L'appendicite suraiguë et l'étranglement interne ont des symptômes intestinaux communs. La constipation est opiniâtre, les vomissements peuvent être fécaloïdes. L'appendicite est plus fréquente dans le jeune âge, et l'étranglement interne se produit ordinairement plus tard.

Deux traits caractérisent l'appendicite suraiguë :

1° La douleur est *localisée* ; le malade l'accuse dans le flanc droit et le chirurgien trouve que là siège en effet le point le plus sensible ;

2° Le ventre *n'est pas ballonné*, au contraire il est *contracté dur, rigide, surtout à droite*, particulièrement au niveau de l'appendice. L'inverse a lieu dans l'étranglement interne ; le ventre est ballonné souvent *en totalité, la douleur est généralisée*. Toutefois le diagnostic, dans certains cas, pourra rester en suspens ; il ne s'éclairera dans les cas graves qu'au moment de l'incision.

La *péritonite par perforation* a pour origines principales les trois modalités pathologiques suivantes : 1° une *appendicite ;* 2° une *rupture de la vésicule biliaire ;* 3° la *perforation d'un ulcère de l'estomac*. On peut enfin l'observer après ulcération intestinale de cause générale, dans la fièvre typhoïde. Les antécédents éclaireront dans ce dernier cas suffisamment le diagnostic. Retenez bien ce fait démontré par les nécropsies : *de toutes les causes de perforation intestinale chez l'adolescent, la plus fréquente de beaucoup est l'appendicite*.

C) *Dans l'état général.* — On a pu confondre l'appendicite avec la fièvre typhoïde. — Dans un cas où l'appendice était perdu au milieu des anses intestinales, chez un jeune homme, je diagnostiquai d'abord une fièvre typhoïde. Mais au bout de six semaines son état était le même, de plus il présentait des sueurs abondantes et des frissons qui étaient l'indice d'un état septique. Je pratiquai la laparotomie et trouvai l'appendice dans une collection suppurée, au milieu des anses intestinales derrière l'ombilic.

D) *Dans l'existence d'une tumeur.* — L'appendicite chronique ou à rechutes, qui mine si fort l'état général en même temps qu'elle présente des duretés et des bosselures dans le flanc, peut simuler un cancer de la fosse iliaque. Les antécédents seuls donneront la solution du diagnostic.

E) Il faut enfin se rappeler les *formes insidieuses* d'appendicite suppurée chroniques avec périodes de calme, de rémission, qui durent des mois et conduisent au dénoûment fatal sans être reconnues, parce qu'on en sait peu l'existence; après avoir causé de la septicémie et infiltré le tissu cellulaire et les muscles de la région, elles amènent le dépérissement et la mort, si on n'en fait pas le diagnostic en temps opportun.

L'exemple le plus connu, je vous l'ai déjà signalé, est celui de Gambetta.

F) La flexion de la cuisse, causée par la rétraction du psoas enflammé, qu'on observe dans certaines appendicites, peut faire croire à une coxalgie. Un examen plus approfondi assurera toujours le diagnostic.

Comme conclusion générale, nous dirons : *que les cas cliniques ordinaires ont une physionomie particulière qui les font aisément distinguer, lorsqu'on connaît bien la maladie, dans ses diverses modalités.*

G) Seule *l'appendicite perforante aiguë*, par la soudaineté apparente de son apparition, par la rapidité presque foudroyante de son évolution, pourra surprendre : si on n'est prévenu, on s'arrêtera au diagnostic incomplet de *péritonite par perforation*. — Mais quelle est la cause de ce redoutable accident ? Dès que le facies altéré, les vomissements, le ventre rétracté et dur auront conduit à cette première étape du diagnostic, il faut immédiatement s'efforcer de parcourir la seconde et d'affirmer la cause de la perforation : 1° la rareté relative des autres perforations chez l'adolescent ; 2° l'existence antérieure de troubles gastro-intestinaux et de la constipation, avaient fait croire jusqu'alors à un *embarras gastrique vulgaire*, fébrile ; mais déjà il serait très tard pour agir. Aussi dans toute crise de constipation avec état saburral chez les jeunes gens, qu'il y ait eu ou non coliques appendiculaire, faut-il rechercher avec soin l'état de l'appendice, et s'il est reconnu malade, suivre l'évolution avec un soin extrême ; au besoin, renouveler ses visites plusieurs fois dans la journée. *L'appendicite perforante est à craindre, si l'état péritonéal s'aggrave rapidement*. Or, vous savez qu'elle s'annonce ordinairement, par des vomissements répétés, un facies très altéré, un pouls petit, rapide, et une sensibilité exquise, qui de la région appendiculaire s'étend de plus en plus vers l'ombilic et du côté opposé. Si la perforation n'est ni large, ni gangréneuse, le suintement des liquides infectieux sera précurseur de l'ouverture. Il *précèdera le déversement* ; et, la péritonite progressera en proportion. Pour avoir un diagnostic précis, il n'y a pas de meilleure recommandation que celle-ci : *soyez attentif*, et *examinez votre malade à plusieurs reprises dans la journée*, afin *de n'être pas surpris par le dénoûment fatal*. Ce n'est pas seulement dans les premiers jours qu'il faut être attentif, mais tant que l'évolution reste douteuse. Quelquefois ce n'est pas l'appendice qui se perfore, mais un abcès péri-appendiculaire, mal enkysté par les fausses membranes, qui se rompt à l'occasion d'un effort ou d'un simple mouvement.

De ce fait, je vous ai rapporté un instructif exemple au début de ces leçons. (*Voir la note à la page* 140).

## V. — TRAITEMENT. — VARIÉTÉS OÙ L'INTERVENTION CHIRURGICALE EST NÉCESSAIRE. — PRINCIPES DES OPÉRATIONS.

L'appendicite, nous l'avons vu, comprend plusieurs formes : les unes à allures très rapides et très graves : les autres à marche aiguë ; enfin, elle présente parfois une évolution plus lente, subaiguë ou chronique. Le traitement, pour être rationnel, doit être en rapport avec la variété observée. — Autrefois on n'employait que les moyens médicaux et l'expectation, dans tous les cas ; on n'ouvrait les abcès, que lorsqu'ils étaient manifestement fluctuants Or, des études nouvelles ont montré l'importance du traitement chirurgical, dont les résultats ne sont plus contestables, et ont singulièrement amélioré les statistiques de cette grave affection. Sans doute, dans les origines, alors que les allures variées de la maladie étaient peu connues, quelques novateurs ont pensé qu'il fallait toujours prendre le bistouri et réséquer l'appendice. C'était une double erreur. Il est des cas où le traitement peut être purement médical, et d'autres où il faut intervenir chirurgicalement par les incisions. La résection de l'appendice a des indications particulières et plus rares.

La simple colique appendiculaire, les appendicites congestives pariétales ou plastiques, sans perforation ni suppuration, sont des variétés pour lesquelles le *traitement médical* peut et doit suffire. — Ce traitement présente trois indications principales : 1° *Calmer les douleurs* par la morphine et les émollients ; 2° *Modérer la poussée congestive et inflammatoire* Huit à dix sangsues placées sur la région, y pourvoiront ; et s'il reste de l'engorgement, de l'épaississement du diverticule ou de l'empâtement, on appliquera un ou plusieurs vésicatoires des pointes de feu, etc. Je me suis également bien trouvé d'utiliser la glace, en applications permanentes locales, contre toute réaction péritonéale un peu vive, et, à l'intérieur, pour calmer les vomissements; 3° *Combattre la constipation et nettoyer l'intestin des produits infectieux qui l'encombrent.* Après 24 ou 36 heures, alors que les phénomènes aigüs auront cédé, on administrera un purgatif doux, soit du calomel, soit de l'huile de ricin à doses fractionnées ; contre l'état gastrique et saburral ; la diète, le lait et quelques boissons amères ou acidées. Les antiseptiques intestinaux, naphtol, benzo-naphtol-salol, etc., sont très indiqués.

Faut-il employer le traitement médical, lors même qu'on craint la suppuration ? On l'a essayé quelquefois, mais sans succès. Il est préférable, dans les cas douteux, de ne pas tarder à avoir recours à l'expérience spéciale du chirurgien.

Le *traitement chirurgical* s'applique surtout aux trois formes suivantes :

1° Dans l'appendicite suraiguë. — Il faut intervenir promptement, parce que la mort menace, et complètement, si l'on veut obtenir un résultat. Il faut faire la laparotomie, réséquer l'appendice, et laver les anses intestinales. Il n'y a pas encore d'adhérences, de sorte que si l'on n'intervient pas, l'organe atteint se perforera et déversera son contenu, les liquides septiques et intestinaux, dans le péritoine. Il faut laver le ventre ; car il est rare qu'il n'y ait pas eu déjà infiltration de liquides, à plus forte raison si l'infection est commencée.

Mais sur quelles bases établir une intervention aussi grave que la laparotomie ? Nous l'avons déjà dit : sur la *gravité même des symptômes généraux* (pouls petit, rapide — facies grippé — refroidissement périphérique), et *de l'état péritonéal.* Dans les appendicites perforantes *la péritonite prend une intensité et une extension qui dominent le tableau symptômatiques.* C'est en quelques heures, à la suite d'un mouvement, d'un effort de garde-robes ou de vomissements, ou sans provocation aucune, que se fait la perforation Souvent on arrive trop tard pour la prévenir ; quelques succès montrent qu'on peut parfois la combattre dans ses effets. Enfin il est des circonstances où l'ont peut en prévoir l'imminence. Pour cela il faut suivre son malade, pour ainsi dire d'heure en heure, ou tout au moins très fréquemment. C'est ainsi que dans un cas un résultat heureux a récompensé ma vigilance. Il s'agissait d'un malade de la ville présentant depuis 24 heures à peine un état saburral prononcé, un faciès altéré, grippé et des douleurs violentes dans le côté droit de l'abdomen. Lorsque je le vis, à huit heures du soir, je le trouvai à genoux sur son lit, se tordant, d'une main se comprimant le côté droit du ventre, de l'autre tenant un vase auquel des besoins fréquents d'uriner le forçaient d'avoir recours. Je fus frappé de l'altération profonde de ses traits, de son état de refroidissement, de la petitesse et de la rapidité du pouls. Depuis le matin il avait eu des vomissements incessants,aqueux ou biliaires. Il se plaignait éperdûment, et demandait à tout prix du soulagement. L'exploration méthodique de la fosse iliaque droite révélait une douleur exquise au siège ordinaire de l'appendice et un peu d'empâtement ; le ventre était dur et rétracté. Je conseillai de mettre des sangsues, d'appliquer de la glace et de faire une piqûre de morphine. Quand nous retournâmes, à onze heures du soir, l'état ne s'était pas amélioré; la douleur, les vomissements persistaient et la sensibilité du ventre à la pression était toujours aussi forte. L'intervention fut décidée pour le lendemain à la première heure. L'incision de la paroi abdominale, faite au lieu d'élection, me conduisit sur un appendice en ectopie rétro-cœcale, enroulé dans l'épiploon très hypertrophié par l'inflammation,et présentant trois perforations dont la plus grosse avait le volume d'un petit pois. Les ouvertures laissaient suinter un liquide grisâtre, sanieux, à odeur fécaloïde qui baignait l'appendice et infiltrait les mailles de l'épiploon. Quelques adhérences, que je respectai soigneusement, séparaient le foyer pathologique de la cavité abdominale. Je réséquai l'organe au ras du cæcum, et fermai l'orifice de section par trois plans de sutures. Une guérison rapide et parfaite fut la récompense de cette intervention décisive et rapide.

Mais on n'est pas toujours assez heureux pour intervenir à temps. A la Société des Sciences Médicales, j'ai rapporté le cas de cet enfant près duquel je fus appelé à huit heures du soir, pour des phénomènes péritonéaux des plus graves : ventre ballonné, vomissements fécaloïdes, facies cholérique, pouls filiforme, refroidissement, etc. Il était malade depuis deux jours d'un état qualifié de gastro-intestinal. Deux heures après, je fis la laparotomie, et je trouvai sous la face inférieure du foie, l'appendice perforé à son extrémité et l'abdomen rempli de matières fécaloïdes ; je ne pus le sauver, malgré un lavage soigneux, et l'excision de l'appendice.

Ce qui caractérise l'appendicite perforante c'est : *l'acuité intensive des symptômes et leur progression ;* c'est la rétraction du ventre, avec douleur exquise très aiguë dans le flanc droit, mais qui s'étend peu à peu vers l'ombilic et les régions voisines, et indique que déjà la perforation est faite ou en voie de se faire.

Le facies est grippé, le pouls petit, les urines courtes albumineuses, les envies d'uriner fréquentes.

La température est variable, elle atteint parfois 39 à 40°, mais s'abaisse souvent au-dessous de la normale. Le malade était auparavant dans un état gastro-intestinal fébrile. Que s'est-il donc passé ? Un petit pertuis s'est ouvert et laisse suinter un liquide éminemment septique ; d'où, une péritonite qui s'étend peu à peu. Le médecin attentif, qui surveille son malade de près, constate ces progrès porte un diagnostic ferme et intervient à temps, dans nombre de cas. — Or il existe deux modes d'intervention :

1° Si les signes locaux permettent de déterminer avec certitude le siège de l'appendice, c'est là que doit porter l'incision, on tombera sur l'organe malade, on évacuera les liquides ; on le réséquera sans pénétrer dans le péritoine, si des adhérences, pour si faibles qu'elles soient, présentent une barrière suffisante, qu'on a grand soin de respecter. Si la barrière n'existe pas, la laparotomie peut devenir nécessaire *pour laver le péritoine souillé.*

2° On ne peut affirmer quel est le siège de la lésion primitive : la péritonite s'aggrave et s'étend de plus en plus il faut recourir *directement à la laparotomie*, chercher l'appendice s'il n'est pas trop difficile à trouver, et le réséquer, et, tout au moins, faire un lavage soigneux du ventre.

Un certain nombre de succès justifient cette intervention hardie, mais rationnelle. Le dénouement n'est que trop fatal à un bref délai, si on n'agit point. En un mot, dans la péritonite suraiguë ou perforante, *il faut toujours être prêt à faire la laparotomie et le lavage de l'abdomen soit primitivement, soit consécutivement.*

3° *Appendicites aiguës suppurées.* Nous avons dit que les appendicites aiguës, pariétales ou plastiques sont purement médicales. Le point important est donc de diagnostiquer *l'existence du pus aussi hâtivement que possible.* Il ne faut pas attendre qu'il soit manifestement collecté ; car c'est exposer le malade à des dangers multiples.

L'abcès peut forcer ses parois, les détruire et s'épancher dans le péritoine, en causant une mort rapide, comme nous en avons cité un exemple au début de ces leçons. Il peut encore se frayer une voie dans le rectum, la vessie, le vagin et donner lieu à des fistules qui, si elles n'amènent pas un dénouement mortel, sont au moins une infirmité qui mine la santé par une septicémie lente, et, en fin de compte, peuvent détruire la vie du patient par cachexie, ou quelquefois même, par des accidents aigüs secondaires. On a vu aussi le pus pénétrer dans la gaîne du psoas, remonter et perforer le diaphragme, pour produire une pleurésie purulente, ulcé l'iliaque externe, donner naissance à une pyléphlébite, toutes complications dont la gravité est facile à concevoir.

Il y a donc intérêt dans tous les cas de ce genre, à opérer d'une manière précoce ; et, au lieu d'avoir 50 % de morts nous aurons 92 % de guérisons comme cela résulte des statistiques. Mais la difficulté réside dans le diagnostic. Je vous en ai déjà exposé les principes sommaires. Je les indique à nouveau. Si le traitement médical employé méthodiquement n'amène pas de sédation ; si la température se maintient élevée et que la fièvre et l'état général persistent graves ; si vous sentez dans le flanc le petit *plastron* sur lequel j'ai insisté ; si tous ces phénomènes durent depuis quatre ou cinq jours, vous pouvez agir avec assurance. Dans les cas de doute on peut différer l'opération de quelques jours, mais en surveillant attentivement le malade : en général, ce délai ne doit jamais dépasser le 8ᵉ ou 10ᵉ jour. — Dans les cas d'*ectopie vermiculaire*, le diagnostic étant plus difficile, l'intervention sera aussi plus hésitante. Si l'appendice est derrière le cœcum, la collection peut bomber dans la *fosse lombaire* et simuler un abcès périnéphrétique. Si l'appendice tombe dans le petit bassin, la confusion est possible avec une salpyngite. L'étude des antécédents, des lésions concomitantes, quelquefois les rapports exacts des organes, pourront éclairer le diagnostic. Je vous en ai signalé les difficultés.

Quel doit être le genre d'intervention ? — Les procédés varient selon la situation de l'organe malade.

1° *Son siège est normal.* On fait une incision longue de 18 à 20 centimètres, comme pour la ligature de l'iliaque externe, à deux doigts en dedans de l'épine iliaque antéro-supérieure, incision oblique en dedans dont l'extrémité inférieure s'arrête un peu au-dessus du milieu de l'arcade de Fallope. En bas il faut éviter de blesser les éléments du cordon et l'épigastrique, qu'on peut lier, s'il est nécessaire.

On coupe couche par couche avec précaution, l'aponévrose et les couches musculaires, souvent infiltrées. On réserve les fascia transversale et le tissu cellulaire péritonéal, à travers lesquels une teinte jaunâtre annonce quelquefois par transparence la présence du pus ; celui-ci peut également sourdre par un petit pertuis. Si aucun foyer purulent ne se laisse deviner, on fait sur les feuillets membraneux et doucement une petite incision d'un centimètre, et on l'élargit peu à peu en décollant doucement la face profonde de la séreuse, jusqu'à ce que vienne sourdre un peu de pus ; alors la sonde cannelée, et puis le doigt, agrandissent doucement l'orifice de communication. On écouvillonne doucement la cavité, on la lave, on draine ou on bourre de gaze iodoformée.

Si l'incision est large, sutures à étages aux extrémités, pour éviter l'éventration consécutive. Si on ne rencontre pas tout d'abord le foyer, on peut décoller un peu vers la fosse iliaque ou en arrière du cœcum, mais rester prudent en dedans, et ne *dépasser, en aucun point, la limite des adhérences protectrices*, et ne repousser qu'avec douceur l'épiploon, qui contribue à isoler le foyer.

2° *Le siège est anormal.* — Il faut explorer attentivement l'abdomen et rechercher l'organe en ectopie, surtout aux lieux où il s'est parfois rencontré, et que nous avons indiqués dans les considérations anatomiques : siège iliaque, lombaire, pelvien, péri-rectal, sous-ombilical. — Il faut alors faire son incision *directement sur la région abdominale* occupée par l'organe, et pénétrer jusqu'à lui couche par couche, avec précaution. Là, comme lorsqu'il est en position normale, des adhérences protectrices limiteront le foyer, et il importe de ne pas tomber en dehors d'elles. J'ai incisé dans le flanc, dans la région lombaire, sur le muscle droit, près de l'ombilic, selon les circonstances diverses où j'ai eu à intervenir. S'il existe un plastron, on s'avance avec plus d'assurance.

Lorsqu'on soupçonne que l'appendice est perdu au milieu

des anses intestinales, vers le centre de l'abdomen, c'est à la laparotomie qu'il faut avoir recours, soit médiane, soit près du muscle droit. Par des compresses, on protège la cavité péritonéale, et souvent, en pénétrant doucement à travers les anses, accolées par les adhérences nouvelles, on évacuera le foyer, sans effusion dans le péritoine.

Dans un cas de ce genre, ayant commencé à inciser au lieu d'élection, suivant l'arcade de Fallope, j'ai fait une seconde incision perpendiculaire à la première, se dirigeant vers l'ombilic pour évacuer le foyer. La guérison complète a été obtenue sans incidents.

*Dans quelles circonstances convient-il d'enlever l'appendice ?* Cette extirpation a deux indications bien différentes: dans les appendicites suraiguës ou perforantes, dans les appendicites chroniques.

Dans le premier cas, on enlève l'organe à cause de la perforation, et pour éviter la diffusion des liquides intestinaux et septiques.

Dans le second, on a pour but d'amener la disparition des douleurs, des rechutes incessantes, et de l'état cachectique qui souvent accompagne les appendicites chroniques. Alors l'opération n'est pas toujours facile ; car il existe souvent des adhérences multiples avec la paroi, les anses intestinales, les organes voisins, quelquefois même des fistules invétérées ; il importe d'éviter l'ouverture de l'intestin, de la vessie, etc. La réussite demande une grande habileté chirurgicale. Plusieurs opérateurs ont dû laisser l'opération incomplète ; la guérison radicale est survenue, mais après un plus long intervalle de temps.

*Comment doit se faire la résection ?* — Certains chirurgiens lient en masse près du cæcum et enlèvent l'organe. Pour ma part, je n'ai qu'une médiocre confiance dans la ligature totale, qui peut glisser et donner lieu à une péritonite mortelle. Je préfère la méthode suivante que j'ai employée avec succès. Je sectionne au ras du cœcum, je fais trois plans de sutures sur l'orifice cœcal, l'un au catgut fin pour la muqueuse un second pour les couches suivantes et un troisième plus large, séreux, selon la méthode de Lembert.

J'espère, Messieurs, dans ces quelques leçons, vous avoir présenté un tableau suffisamment *figuratif et synthétique* des formes et *variétés* de l'appendicite. Vous devez les connaître toutes : car souvent, l'intervention dans cette maladie, naguère peu étudiée, est du domaine de la chirurgie journalière et même de la chirurgie d'urgence.

R.F.

# TABLE DES MATIÈRES.



LILLE, IMPRIMERIE L. DANEL.

# PRÉCIS ICONOGRAPHIQUE
DES
# MALADIES DE LA PEAU

Par le Dr E. CHATELAIN (de Paris)

OUVRAGE ACCOMPAGNÉ DE

**50 PLANCHES HORS TEXTE, EN COULEURS**

*Représentant les principales maladies de la peau*

REPRODUITES D'APRÈS NATURE

PAR FÉLIX MÉHEUX

DESSINATEUR DES SERVICES DE L'HOPITAL SAINT-LOUIS

Fort vol. in-8°, 1893, relié toile, tête dorée.

Prix.......................................................... 25 fr.

---

VIGOUROUX. **Neurasthénie et Arthritisme, étiologie, régime alimentaire,** traitement, par le Dr Vigouroux, chef du service d'électrothérapie des hôpitaux (Salpêtrière), avec une introduction par le Dr F. LEVILLAIN, lauréat de la Faculté, médecin consultant à Royat, médecin directeur de l'établissement hydrothérapique de Nice. In-18, 1893, avec 17 tableaux et graphiques, cart.............................................. 2 fr. »

DE MAURANS. **Compendium moderne de médecine pratique,** publié sous la direction du Dr de Maurans, rédacteur en chef de la *Semaine médicale*, 1 vol. in-8°, 1894.............................................. 12 fr. »

HAGEN (R.), professeur de l'Université de Leipzig. **Manuel pratique du diagnostic et de propédeutique,** édition française profondément modifiée et considérablement augmentée, avec 78 figures et une planche hors texte, par le Dr J. Toison, professeur suppléant à la Faculté de médecine de Lille, chargé du cours d'histologie, médecin du dispensaire de Saint-Camille, membre de la Société des sciences médicales, de la Société anatomo-clinique, etc., etc. 1 vol. in-8° de 150 pages avec 78 fig. et une planche, 1890. 6 fr. »

AMBLARD (A.), ancien interne des hôpitaux, membre de la Société de médecine publique. **Hygiène élémentaire publique et privée,** précédée d'une introduction par E. BERTIN-SANS, professeur d'hygiène à la Faculté de médecine de Montpellier, 1 vol. in-18, 1891, avec figures, cartonné à l'anglaise.. 6 fr. »

VULLIET, professeur à la Faculté de médecine de Genève, ex-chirurgien de la Maternité, membre correspondant de la Société gynécologique de Paris, etc., et LUTAUD, professeur libre de gynécologie à l'École pratique, médecin adjoint à Saint-Lazare, membre fondateur de la Société gynécologique de Paris, etc. **Leçons de gynécologie opératoire,** deuxième édition entièrement refondue. 1 vol, in-8°, 1890, avec 200 figures.......... 10 fr. »

JOIRE (PAUL), ancien interne des hôpitaux, ancien médecin-major. **Précis théorique et pratique de neuro-hypnologie,** étude sur l'hypnotisme et les différents phénomènes qui s'y rattachent : physiologie, pathologie, thérapeutique, médecine légale. 1 vol. in-18, 1890.................. 4 fr. »

BONEVAL (RENÉ). **Nouveau guide pratique de technique microscopique** appliquée à l'histologie et à l'embryogénie, suivi d'un formulaire indiquant la composition des réactifs employés en anatomie microscopique. Vol. in-8°, 1890, avec figures.............................................. 4 fr. »

BERDAL. **Nouveaux éléments d'histologie normale,** à l'usage des étudiants en médecine, 4e édition entièrement revue et augmentée, in-8°, 1894, avec figures.............................................. 7 fr. »

www.ingramcontent.com/pod-product-compliance
Ingram Content Group UK Ltd.
Pitfield, Milton Keynes, MK11 3LW, UK
UKHW012033240726
13965UKWH00002B/762